Sven Sommer

Homöopathie für den Hausgebrauch

Die homöopathische Behandlung alltäglicher Beschwerden und Erkrankungen

Homöopathie – die sanfte Methode zu heilen

Autorenvita:
Sven Sommer
Heilpraktiker und Absolvent der Heilpraktikerschule Josef Angerer in München, arbeitet seit Jahren in eigener Praxis auf dem Gebiet der Homöopathie, Akupunktur und Bachblüten.
Er praktiziert in der Nähe von Augsburg und in Oxford, England.

Ein Wort zuvor

Immer häufiger fragten mich meine Patienten nach einem Buch, das ihnen hilft, bei Magenschmerzen, Husten oder Verstopfung schnell und sicher das passende homöopathische Mittel zu finden. Leider fand ich nichts, das meinen Vorstellungen entsprach: Ein kleiner Ratgeber sollte es sein, der in jede Hosentasche paßt und bei Alltagsbeschwerden schnell und übersichtlich zum richtigen Mittel führt.
So habe ich in diesem Kompaß knapp 50 der wichtigsten homöopathischen Mittel ausgewählt, die sich in meiner Praxis bestens bewährt haben und ohne schädliche Nebenwirkungen sind. Damit können Sie sich bei leichten Erkrankungen und Verletzungen helfen. Auch kleinen Kindern dürfen Sie diese Mittel ohne Risiko geben.
Selbstverständlich kann dieses Buch nicht den erfahrenen Arzt oder Heilpraktiker ersetzen. Doch solange Sie sich vor Augen halten, daß dieser Kompaß nur bei Alltagsbeschwerden Hilfe bietet, wird er Ihnen und Ihrer Familie, so hoffe ich, zu einem hilfreichen und treuen Begleiter werden. Um sich rasch zurecht zu finden, machen Sie sich am besten mit den leicht verständlichen Anleitungen in Ruhe vertraut, noch bevor ein Krankheitsfall auftritt.

Sven Sommer

Homöopathie – die sanfte Heilweise

Selbst wenn Ansätze schon bei den alten Griechen gefunden wurden, ist die Homöopathie auf den deutschen Arzt Samuel Hahnemann zurückzuführen. Im achtzehnten Jahrhundert, mit den medizinischen Resultaten seiner Zeit nicht zufrieden, suchte er nach einer Heilmethode, die sanft, schnell und sicher dem Kranken helfen sollte.

Wie schon seine großen Vorgänger Paracelsus und Hippokrates glaubte er aufgrund seiner Erfahrungen am Krankenbett, daß der Mensch durchaus die Fähigkeit besitzt, sich selbst zu heilen. Für Hahnemann waren die Symptome der Krankheit nichts anderes als die sichtbare Auseinandersetzung des Leidenden, um die Krankheit zu überwinden. Anstatt die Krankheitssymptome zu unterdrücken, fand er es sinnvoller, sie zu stimulieren, um somit die Selbstheilungskräfte des Körpers zu unterstützen.

Das Ähnlichkeitsprinzip

In seinem berühmten Selbstversuch mit Chinarinde, ein damals gängiges Mittel bei Malaria, stellte er Erstaunliches fest: Er, der Gesunde, entwickelte nach regelmäßigem Trinken einer Chinarinden-Abkochung Krankheitssymptome, die auch bei Malariakranken auftraten. Er zog daraus den Schluß, daß Chinarinde nicht nur in der Lage ist, bestimmte Krankheitssymptome der Malaria zu bessern, sondern bei zu starker Dosierung am Gesunden die gleichen Symptome hervorzurufen. „Similia similibus curentur“, das Wirkprinzip der Homöopathie war geboren: Ähnliches möge mit Ähnlichem geheilt werden! Dies bedeutet, daß eine Substanz, die bei einem gesunden Menschen Krankheitssymptome hervorruft, einen kranken Menschen heilen kann, der unter den gleichen oder ähnlichen Krankheitssymptomen leidet. Im Kapitel „Die

homöopathischen Mittel und charakteristische Leitsymptome“ Seite 85 machen zwei Mittel das Ähnlichkeitsprinzip der Homöopathie besonders deutlich. Es ist die Küchenzwiebel (Allium cepa) und die Honigbiene (Apis).
In der Folgezeit unternahmen Hahnemann und seine Nachfolger mit den verschiedensten pflanzlichen, tierischen und mineralischen Substanzen weitere Versuche, sogenannte Arzneimittelprüfungen, an sich und gesunden Testpersonen. Alle Symptome, die eine Substanz hervorrief, wurden mit großer Sorgfalt aufgezeichnet. Zusammengefaßt ergaben all diese Symptome das sogenannte Arzneimittelbild.* Traten ähnliche oder gleiche Symptome dann bei einem Kranken auf, wurde ihm das entsprechende Mittel gegeben.
Hahnemann erreichte mit dieser Heilmethode zu seiner Zeit sensationelle Erfolge. Im Jahre 1813 behandelte er während der Typhusepidemie in Zentraleuropa 183 Typhuspatienten, von denen nur einer starb. Das entspricht einer Sterblichkeitsrate von 0,5 Prozent! Im Gegensatz dazu lag sie bei den konventionell Behandelten bei über 50 Prozent.

Potenzieren: Kräfte entfalten durch Verdünnen

Um auch höchst giftige Substanzen ohne die Gefahr von Vergiftungserscheinungen oder Nebenwirkungen verwenden zu können, entwickelte Hahnemann eine spezielle Methode der Verdünnung, das sogenannte Potenzieren (siehe auch Seite 8). Dabei stellte sich heraus, daß je höher die Potenz war, desto sanfter, sicherer und schneller wirkte das Mittel.
Die Homöopathie behandelt nicht nur nach der Diagnose (zum Beispiel Husten, Schnupfen, Blasenentzündung), sondern auch nach den Krankheitssymptomen, das heißt

* Diese Vorgehensweise macht Tierversuche bei homöopathischen Mitteln überflüssig.

auf welche Art und Weise der einzelne Kranke auf eine Erkrankung reagiert. So wird verständlich, warum es beispielsweise für Schnupfen unterschiedliche homöopathische Mittel gibt (nicht jeder Schnupfen hat dieselben Symptome), warum aber auch das gleiche Mittel für verschiedene Krankheiten verwendet werden kann.
Das homöopathische Mittel stimuliert die Selbstheilungsprozesse des Körpers und stärkt somit den Körper. Im Gegensatz dazu zielen viele herkömmliche Medikamente – zum Beispiel Antibiotika – nur darauf ab, die Erreger abzutöten. Wer sie einnimmt, schwächt damit oftmals sein Immunsystem. Solche drastischen Maßnahmen sollten für schwere, gefährliche oder hochinfektiöse Erkrankungen reserviert bleiben und nicht, wie es leider immer noch passiert, bei banalen Infekten angewendet werden.

Zusammenfassend kann man sagen, daß die Homöopathie auf drei Grundregeln basiert:
• Eine Substanz, die bestimmte Krankheitssymptome an einem gesunden Menschen hervorruft, kann zur Behandlung bei einem Kranken verwendet werden, der ähnliche oder gleiche Symptome aufweist.
• Die Potenzierung eines homöopathischen Mittels verstärkt die Heilwirkung der Substanz (Kraftentfaltung) und vermeidet ungewollte Nebenwirkungen.
• Die Homöopathie behandelt nicht nur die Krankheit, sondern den einzelnen Menschen individuell nach seiner ihm eigenen Symptomatik.

Welche Potenz ist zu wählen?

In der Praxis hat sich bei den hier aufgeführten Beschwerden die Potenz D12 bewährt. Generell sehr zu empfehlen ist ebenfalls die Potenz C6. (Bei Ausnahmen, wie zum Beispiel Okoubaka **D2**, wird die Potenz extra aufgeführt.)

Bei den Potenzen der homöopathischen Mittel kann es wegen ihrer Vielzahl leicht zu Verwirrungen kommen. Es gibt **D-, C- und LM- (Q-) Potenzen**, jede von der ersten bis zur zweihundertsten Verdünnung und höher. „D" steht für eine Verdünnung im Verhältnis 1 zu 10, „C" für eine Verdünnung im Verhältnis 1 zu 100 und „LM" oder „Q" für eine Verdünnung 1 zu 50 000.

Um ein homöopathisches Mittel in C-Potenz herzustellen, wird vom Konzentrat (Ursubstanz) 1 Tropfen mit 99 Tropfen Alkohol verdünnt, darauf zehnmal verschüttelt. Dies entspricht der Potenz C1. Von dieser C1 wird dann wiederum 1 Tropfen mit 99 Tropfen Alkohol verdünnt, darauf zehnmal verschüttelt und ergibt ein C2-Potenz. So wurde ein Mittel in der Potenz C6 sechsmal im Verhältnis 1:100 verdünnt und nach jedem Schritt zehnmal verschüttelt.

Nur ein qualifizierter Homöopath weiß mit den unterschiedlichen Potenzen umzugehen. Mit Art und Höhe der Potenz kann er den einzelnen Krankheitsfall gezielter beeinflussen.

Bei der homöopathischen Behandlung ist die Wahl der Potenz zweitrangig. Wesentlich wichtiger ist es, das passende Mittel zu finden. Nehmen Sie ein falsches Mittel, wird sich der Krankheitszustand nicht bessern. Haben Sie das richtige gewählt, dann wird es dem Patienten, egal mit welcher Potenz, fast immer besser gehen.

Die richtige Dosierung

Die homöopathischen Mittel sind als Tropfen, Tabletten und Globuli (Kügelchen) erhältlich. Nehmen Sie von den einzelnen Mittel jeweils:

- bei einem Erwachsenen und Jugendlichen:
  5–10 Globuli, 5–10 Tropfen oder 1–2 Tabletten
- bei einem Kind (7 bis 13 Jahre):
  5 Globuli, 5 Tropfen oder 1 Tablette
- bei einem Kleinkind (0 bis 6 Jahre):
  3 Globuli oder 1/2 Tablette (in etwas Wasser aufgelöst)

Hinweis: Die Tropfen bitte bei Kindern und Kleinkindern wegen des hohen Alkoholgehaltes meiden.

Die homöopathischen Mittel werden schon in der Mundschleimhaut aufgenommen. Um die bestmögliche Wirkung zu erzielen, ist es empfehlenswert, das jeweilige Mittel circa eine Minute im Mund zu behalten, beziehungsweise die Globuli oder Tabletten im Mund zergehen zu lassen. Geben Sie ein Homöopathikum nicht unmittelbar vor oder nach dem Essen, Trinken, Rauchen oder Zähneputzen. Die Mundschleimhaut sollte frei sein von fremdem Geschmack, da ansonsten die Mittel weniger gut wirken können.

Wie oft sollten Sie das Mittel nehmen?

In akuten Fällen sollte das Mittel alle zwei Stunden eingenommen werden. Verabreichen Sie diese Zwei-Stunden-Dosis nicht länger als einen Tag. Nehmen Sie dann das Mittel dreimal täglich. Das ist die Normaldosis, die bei den nicht akuten Beschwerden angewendet wird. Bitte beobachten Sie, nachdem das Mittel eingenommen wurde, ob sich die Krankheitssymptome verändert haben. Sobald sich der Zustand verbessert hat, verlängern Sie die Zeiträume zwischen den Gaben (statt alle zwei Stunden nur noch alle drei bis fünf Stunden). Nehmen Sie, wenn Sie sich wieder gesund fühlen, das Mittel noch für weitere zwei Tage in der Normaldosis, das heißt dreimal täglich. Dann setzen Sie das Mittel ab. Nehmen Sie das Mittel nur dann wieder, wenn die ursprünglichen Symptome erneut auftreten.

- **Im akuten Fall: alle zwei Stunden** (für maximal 24 Stunden)
- **Im Normalfall: dreimal täglich** (Normaldosis)

Diese Angaben gelten nur für die in diesem Ratgeber empfohlenen Potenzen.

Antworten auf wichtige Fragen

Können auch mehrere homöopathische Mittel zusammen eingenommen werden?

Sollten für Ihre Symptome mehrere Mittel zutreffen, können Sie zwei bis drei gleichzeitig oder im Wechsel einnehmen. Empfehlenswert ist zum Beispiel ein Abstand von 15 bis 30 Minuten zwischen den einzelnen Mitteln. Diese Angaben gelten wiederum nur für die in diesem Ratgeber empfohlenen Potenzen!

Was passiert, wenn ich ein falsches Mittel nehme?

Die Einnahme eines falschen Mittels kann Ihnen (bei den hier aufgeführten Mitteln und empfohlenen Potenzen) nicht schaden. Das Mittel wird aber auch nicht helfen. Sollte sich also Ihr Krankheitszustand nicht verbessern, dann überprüfen Sie bitte anhand der Symptome und dieses Ratgebers, ob Sie das passende Mittel gegeben haben. Überprüfen Sie ebenfalls, ob das Mittel richtig eingenommen worden ist. Falls sich der Zustand nicht bessert, sprechen Sie bitte mit Ihrem Arzt oder Heilpraktiker.

Verständlicherweise können in einem Ratgeber wie diesem nur die gängigsten der über 2000 Mittel aufgeführt werden. Diese Mittel helfen meist, müssen es aber nicht immer. Sollten Sie also Symptome haben, die zu keinem der im Buch beschriebenen Mittel passen, dann sprechen Sie bitte mit einem in der Homöopathie ausgebildeten Arzt oder Heilpraktiker.

Welche Reaktionen sind nach dem Einnehmen des Mittels zu erwarten?

• Das Mittel hilft: Es zeigt sich eine deutliche Besserung des Befindens, sowohl körperlich als auch psychisch. Als Faustregel gilt: Je heftiger und akuter der Zustand, um so rascher hilft das Mittel. Je länger die Beschwerden schon anhalten oder je unbedenklicher sie erscheinen, desto länger müssen Sie erfahrungsgemäß das Mittel nehmen, bis sich Ihr Befinden verbessert.

• Das Mittel hilft nicht: Sie haben die falsche Wahl getroffen. (siehe Seite 11)

• Das Mittel hilft anfangs gut, dann aber nicht mehr: Bitte überprüfen Sie, ob die Symptome sich verändert haben. Sehr häufig findet man während der Behandlung veränderte Symptome, die Sie mit einem anderen Mittel behandeln müssen. Notieren Sie die neuen Krankheitszeichen, und suchen Sie dann nach dem nun passenden homöopathischen Mittel.

• Gelegentlich kann es vorkommen, daß nach der Einnahme homöopathischer Mittel die Krankheitssymptome anfangs etwas schlimmer werden (Erstreaktion). Diese Erstreaktion ist ungefährlich, meist nur kurzzeitig und ein gutes Zeichen, da nun die körpereigenen Abwehrkräfte angeregt werden. (Solange die Körpertemperatur nicht gefährlich hoch ansteigt, kann man einen Fieberschub nach der Einnahme eines homöopathischen Mittels durchaus als Erstreaktion bezeichnen. Durch das Fieber versucht der Organismus unter anderem, die hitzeempfindlichen Erreger abzutöten.) Warten Sie mit der nächsten Gabe des Mittels, bis die Erstreaktion abgeklungen ist. Danach wird sich das Allgemeinbefinden verbessern und auch die Krankheitssymptome werden verschwinden.

Sollten die Symptome bestehen bleiben oder Sie sich unsicher sein, dann setzen Sie sich bitte mit Ihrem Arzt oder Heilpraktiker in Verbindung.

Können Wechselwirkungen mit herkömmlichen Medikamenten auftreten?

Es treten bei den hier aufgeführten Mitteln in der empfohlenen Potenz D12 oder C6 keine Wechselwirkungen mit anderen Medikamenten auf. In einigen Fällen können sich homöopathische Mittel mit herkömmlichen Medikamenten zu einer sinnvollen Therapie ergänzen. Auf jeden Fall dürfen Sie nie ohne Absprache mit Ihrem Arzt ein verordnetes Medikament eigenmächtig absetzen.

Können Kinder und schwangere Frauen mit homöopathischen Mitteln behandelt werden?

Bei Kindern: Säuglingen, Kleinkindern und Kindern können ohne Bedenken die hier empfohlenen Mittel in der Potenz D12 oder C6 gegeben werden. Es sollte wegen des Alkoholgehaltes auf Tropfen verzichtet werden. Besonders geeignet sind bei Kindern die aus Rohrzucker hergestellten Globuli.
Bitte lesen Sie auch das Kapitel über die richtige Dosierung Seite 9.

Bei Schwangeren:
Obwohl die homöopathischen Mittel frei von Nebenwirkungen sind, muß aus Sicherheitsgründen schwangeren Frauen empfohlen werden, auch homöopathische Mittel erst nach Absprache mit ihrem Arzt oder Heilpraktiker einzunehmen.

Hat die Art der Aufbewahrung oder Einnahme einen Einfluß auf die Wirksamkeit der Mittel?

Wie wirksam ein Mittel ist, hat auch damit zu tun, wie Sie das Mittel aufbewahren, und wie Sie es einnehmen. Da die homöopathischen Mittel stark verdünnt beziehungsweise potenziert werden, sind sie Fremdeinflüssen gegenüber empfindlich. Sie sollten daher Ihre Mittel an einem kühlen, dunklen Ort aufbewahren und nicht in die Nähe stark riechender Substanzen wie Parfüme oder ätherischer Öle stellen. Beim Einnehmen geben Sie das Mittel direkt auf die Zunge, oder verwenden Sie am besten einen Plastiklöffel. Vor und nach der Einnahme des Mittels sollten Sie für eine Weile Essen und Trinken, Tabakgenuß und Zähneputzen vermeiden. Wenn möglich, schränken Sie Ihren Kaffeekonsum ein, da bei etlichen Mitteln die Wirkung durch Kaffee beeinträchtigt werden kann.

Wann ist es ratsam, einen (in der Homöopathie ausgebildeten) Arzt oder Heilpraktiker zu konsultieren?

• Immer dann, wenn die Krankheitssymptome ernst, sehr heftig oder ungewöhnlich sind.

• Immer dann, wenn die Krankheitssymptome nicht besser oder gar schlechter werden.

• Bei allen Krankheiten, die bereits länger bestehen, chronisch werden beziehungsweise schon sind oder wiederholt auftreten. Die Homöopathie kann alleine oder neben anderen naturheilkundlichen Therapien sehr erfolgreich bei Allergien, Hautproblemen, chronischen Krankheiten und vielen anderen Erkrankungen und Beschwerden eingesetzt werden.

Dies erfordert jedoch ein genaues Studium des Patienten mit seinen individuellen Verhaltensweisen und ein qualifiziertes homöopathisches Wissen. Nur so kann für die jeweilige Person und den jeweiligen Krankheitsfall das ähnlichste Mittel gefunden werden. Sprechen Sie in diesen Fällen mit Ihrem Arzt oder Heilpraktiker.

Sollte die Krankheit trotz Behandlung länger als gewöhnlich andauern, oder sollten die Krankheitssymptome ernst, sehr heftig und ungewöhnlich sein oder nicht besser werden, dann suchen Sie bitte einen Arzt oder qualifizierten Heilpraktiker auf!

Die homöopathischen Mittel

Die hier aufgeführten Mittel haben sich bei vielen Alltagsbeschwerden bewährt. Sie erhalten sie in jeder Apotheke. **Bei den Mitteln 1 bis 43 ist die empfohlene Potenz die D12 oder C6.**

Als Beispiel: Arsenicum album **D12** oder Arsenicum album **C6**

Dosierung und Anwendung wie auf Seite 9 und 10 beschrieben.

1. **Aconitum** (Blauer Eisenhut)
2. **Allium cepa** (Küchenzwiebel)
3. **Apis mellifica** (Honigbiene)
4. **Argentum nitricum** (Silbernitrat)
5. **Arnica** (Bergwohlverleih)
6. **Arsenicum album** (Weißes Arsenik)
7. **Belladonna** (Tollkirsche)
8. **Bryonia** (Rotbeerige Zaunrübe)
9. **Calcium carbonicum** (Austernschalenkalk)
10. **Calcium fluoratum** (Calciumfluorid)
11. **Calcium phosphoricum** (Calciumhydrogenphosphat)
12. **Cantharis** (Spanische Fliege)
13. **Carbo vegetabilis** (Holzkohle)
14. **Chamomilla** (Echte Kamille)
15. **Cimicifuga** (Wanzenkraut)
16. **Coffea** (Kaffee)
17. **Cuprum metallicum** (Metallisches Kupfer)
18. **Drosera** (Sonnentau)
19. **Euphrasia** (Augentrost)
20. **Ferrum phosphoricum** (Phosphorsaures Eisen)
21. **Gelsemium** (Falscher Jasmin)
22. **Graphites** (Reißblei)
23. **Hamamelis** (Zaubernuß)
24. **Hepar sulfuris** (Kalkschwefelleber)
25. **Hypericum** (Johanniskraut)
26. **Ignatia** (Ignatiusbohne)

27. **Ipecacuanha** (Brechwurzel)
28. **Kalium bichromicum** (Kaliumbichromat)
29. **Kalium phosphoricum** (Kaliumdihydrogenphosphat)
30. **Lycopodium** (Bärlapp)
31. **Magnesium phosphoricum** (Phosphorsaure Magnesia)
32. **Mercurius solubilis** (Quecksilber nach Hahnemann)
33. **Natrium muriaticum/Natrium chloratum** (Natriumchlorid)
34. **Nux vomica** (Brechnuß)
35. **Phosphorus** (Gelber Phosphor)
36. **Pulsatilla** (Wiesenküchenschelle)
37. **Rhus toxicodendron** (Giftsumach)
38. **Ruta** (Weinraute)
39. **Sepia** (Tintenfisch)
40. **Silicea** (Kieselsäure)
41. **Sulfur** (Schwefelblüte)
42. **Symphytum** (Beinwurz)
43. **Thuja occidentalis** (Abendländischer Lebensbaum)

Spezifika

Diese speziellen Mittel verwenden Sie nur bei einzelnen Beschwerden wie beispielsweise Heuschnupfen, Abwehrschwäche oder Hautausschlag. Sie können diese Spezifika einzeln oder zusätzlich zu anderen Mitteln einnehmen. Bei den Spezifika unterscheiden sich die Potenz- und Dosierungsvorschläge teilweise von der üblichen Empfehlung. Siehe Seite 121.

- **Cardiospermum**
- **Echinacea**
- **Galphimia**
- **Luffa**
- **Okoubaka**

So finden Sie das richtige Mittel

Da das homöopathische Mittel nach den Krankheitszeichen, den Symptomen, herausgesucht wird, ist es wichtig, diese Symptome zu erfragen, zu beobachten und gegebenenfalls zu notieren. Vier Fragen sollten Sie sich dabei immer stellen:

- **Seit wann** besteht die Krankheit?
- **Wo** ist der Sitz der Krankheit?
- **Wie** schauen die Krankheitssymptome aus?
- **Was** verbessert oder verschlechtert die Krankheit?

Wichtig dabei sind immer die **auffallenden und absonderlichen Symptome, die besonderen Bedürfnisse oder Abneigungen und die psychische Verfassung des Kranken**.

1. Studieren Sie zuerst im Kapitel „Krankheitssymptome von A – Z und deren Behandlung" ab Seite 24 Ihre Krankheitssymptome (zum Beispiel **Schnupfen** und **Husten**) und wählen Sie einige Mittel, die zu Ihrem Krankheitsbild passen.
2. Als nächstes schlagen Sie dann die jeweiligen Mittel im Kapitel „Die homöopathischen Mittel und charakteristische Leitsymptome" ab Seite 85 nach und suchen dasjenige heraus, das zu Ihrem Fall am besten paßt.

- Bitte beachten Sie, daß bei einer Krankheit meist nicht alle angegebenen Symptome auftreten müssen. Sie müssen sich auch nicht in der extremen Art und Weise zeigen, wie sie dort beschrieben sind. Versuchen Sie einfach, das zu Ihrem Fall ähnlichste Mittel zu finden, zu dem die Beschreibung am besten paßt. Im anschließenden Kapitel „Beispiele, die Ihnen helfen", wird Ihnen gezeigt, wie Sie diesen Ratgeber anwenden.

Beispiele, die Ihnen helfen

Die drei folgenden Krankheitsfälle zeigen Ihnen beispielhaft, wie Sie vorgehen, um das passende Mittel zu finden:

Fall 1: 1 Krankheitssymptom – 1 Mittel

Junge, eineinhalb Jahre alt, bekommt gegen Abend plötzlich hohes Fieber. Gegen 22 Uhr hat er knapp 40 °C. Er wirft sich im Bett hin und her und hat einen roten, heißen Kopf. Die Haut ist trocken. Er will nicht alleine sein und ist sehr durstig. Es stellt sich heraus, daß seine Mutter mit ihm an diesem kalten, trockenen und windigen Wintertag beim Einkaufen war.
Welches homöopathische Mittel paßt zu diesem Fall?

Sie suchen unter den Krankheitssymptomen nach Fieber (fieberhafter Infekt) und werden zur Rubrik **Erkältung/ Grippe/fieberhafter Infekt** verwiesen.
Hier lesen Sie als erstes:

- plötzliches Auftreten; durch kalten Zug oder Wind; hohes Fieber; heiße, trockene Haut; unruhig und ängstlich; großer Durst — **Aconitum**

Hier passen eigentlich schon alle Symptome sehr gut zu Aconitum. Es könnten vielleicht noch Belladonna oder Ferrum phosphoricum in Frage kommen:

• plötzliches Auftreten; durch feucht-kalte Luft; hohes Fieber; heiße, dampfende, feuchte Haut; rotes Gesicht; erweiterte Pupillen; trockener Mund; klopfende Schmerzen	**Belladonna**
• mittelhohes Fieber; Neigung zum Nasenbluten; oft hilfreich im frühen Stadium einer Grippe	**Ferrum phosphoricum**

Im Vergleich zeigt sich aber, daß bei Aconitum die meisten Symptome passen.
Sicherheitshalber schlagen Sie noch das Kapitel mit den Leitsymptomen Seite 85 auf und studieren die wichtigsten Symptome der drei Mittel. Sie werden feststellen, daß Ihre Vermutung sich bestätigt: **Aconitum** ist das ähnlichste Mittel für diesen Krankheitsfall.

Dem Jungen wurde **Aconitum** *gegeben. 15 Minuten später fing er an zu schwitzen, nach einer Stunde war das Fieber auf 38,2 °C gesunken. Am nächsten Morgen war seine Temperatur wieder normal und der Kleine wie eh und je, nämlich nervenaufreibend aktiv.*

Fall 2: 1 Krankheitssymptom – 2 Mittel

Mädchen, drei Jahre alt, mit starkem, rasselndem Husten. Es hat Hustenanfälle, die sich derart steigern, daß es würgen und sich erbrechen muß. Dabei kommt es zur Atemnot. Der Husten wird nachts im Liegen schlimmer, vor allem nach Mitternacht oder wenn es ins Freie geht. Die Kleine sieht blaß und erschöpft aus.
Welches homöopathische Mittel paßt zu diesem Fall?

Sie suchen unter der Rubrik Husten und finden dort:

- mit Übelkeit und Erbrechen; später mit starkem Schleimrasseln in den Bronchien — **Ipecacuanha**
- mit plötzlichen, heftigen Hustenanfällen — **Drosera**

Für beide Mittel werden Symptome beschrieben, die auf diesen Fall passen könnten. Um das richtige zu wählen, müssen nun die Leitsymptome von **Ipecacuanha** und **Drosera** überprüft werden.
Hier lesen Sie:

Ipecacuanha

- Husten mit Übelkeit und Erbrechen
- Husten, der mit jedem Atemzug heftiger wird, eventuell mit Erstickungsgefühl
- anfangs trockener Husten, später mit Schleimrasseln – der Schleim läßt sich schwer abhusten

Drosera

- krampfartiger Husten mit Hustenattacken, die rasch aufeinander folgen, eventuell mit Würgereiz, selten mit Erbrechen
- oft aufeinanderfolgende Hustenstöße, die einem den Atem nehmen
  - **Verschlimmerung:** nach Mitternacht, beim Hinlegen, sobald der Kopf das Kopfkissen berührt
  - **Verbesserung:** durch Aufstehen

Wie Sie sehen, passen beide Mittel recht gut, aber die Entscheidung fällt schwer.

Es wurden **Ipecacuanha** *und* **Drosera** *im Wechsel gegeben. Damit konnte die Kleine sofort besser schlafen und die Atemnot war nicht mehr vorhanden. Eine Woche später war der Husten gänzlich ausgeheilt.*

Fall 3: 3 Krankheitssymptome – 2 Mittel

Frau, 26 Jahre alt, leidet seit einem halben Jahr, bedingt durch verstärkte Arbeit am Computer, unter Nackenverspannungen und migräneartigen Kopfschmerzen. Sie treten vor allem an der rechten Schläfe auf und ziehen nach hinten zum Nacken. Während der Kopfschmerzen hat sie hin und wieder Ohrensausen. Sie fühlt sich dabei schwach und zittrig und muß sich hinlegen. Zigarettenrauch verschlimmert die Migräne. Ihre Augen sind oft müde, gerötet und überanstrengt, der Augenarzt konnte aber nichts feststellen.
Welches homöopathische Mittel paßt zu diesem Fall?

Hier müssen Sie unter drei Rubriken nachschlagen:
1. Nackenschmerzen
2. Kopfschmerzen
3. gerötete Augen = Bindehautentzündung

Bei den Nackenschmerzen finden Sie:

- Nackenschmerzen mit Migräneanfällen; Nacken- und Schultermuskeln schmerzen; Nackenschmerzen mit Schwindel und teilweise Ohrensausen — **Gelsemium**

siehe auch Kopfschmerzen Seite 51

Bei den Kopfschmerzen finden Sie:

- berstende Kopfschmerzen, von der Stirn nach hinten zum Nacken ziehend; ... **Bryonia**
- dumpfe, schwere, auch pulsierende Kopfschmerzen, die vom Nacken zu einem oder beiden Augen aufsteigen **Gelsemium**
  - **Verschlimmerung:** in der Sonne, durch Tabak...
- mit Nackenverspannungen und druckempfindlicher Halswirbelsäule; Kopfschmerzen, meist am Hinterkopf und/ oder Stirn, (eher links) ... **Cimicifuga**

Bei der Bindehautentzündung finden Sie:

- durch Überanstrengung der Augen (Arbeit am Computer, Lesen, Nähen); Bedürfnis, sich dauernd die Augen zu reiben; die Augen sind gerötet und brennen **Ruta**

Sie überprüfen die Leitsymptome der Mittel: Sie sehen, daß **Gelsemium** am besten für die Kopfschmerzen und die Nackenverspannungen paßt, **Ruta** ebenfalls für die Nackenverspannungen, aber auch für die müden Augen.

Es wurden **Gelsemium** *und* **Ruta** *im Wechsel gegeben (neben Akupunktur und Massagen). Von der ersten Behandlungswoche an waren keine Kopfschmerzen mehr vorhanden. Nach vier Wochen war die Frau völlig beschwerdefrei.*

Krankheitssymptome von A – Z und deren Behandlung

Denken Sie immer daran, daß dieser Ratgeber nur für einfache Krankheiten und Beschwerden gedacht ist, die zu Hause behandelt werden können.

Um das passende Mittel zu finden, gehen Sie bitte folgendermaßen vor:

1. Die Beschwerden sind von A – Z geordnet. So finden Sie leicht Ihre Beschwerden und die entsprechenden Mittel, die zu Ihren Krankheitssymptomen passen.

2. Im zweiten Teil des Buches finden Sie ebenfalls von A–Z geordnet die einzelnen Mittel (ab Seite 85). Dort lesen Sie die wichtigsten Leitsymptome für die von Ihnen ausgewählten Mittel durch. Entscheiden Sie sich für das Mittel, bei dem die Leitsymptome Ihren Krankheitssymptomen am ähnlichsten sind.

3. Teilweise ist im Anschluß an ein Krankheitssymptom noch in Kursivschrift ein sogenanntes Spezifikum aufgeführt. Diese Mittel haben sich allgemein bei speziellen Krankheiten bewährt und können einzeln oder zusätzlich zu anderen Mitteln eingenommen werden.

Zeichenerklärung:

▲ = Verbesserung der jeweiligen Symptome

▼ = Verschlimmerung der jeweiligen Symptome

Abszeß (Eitergeschwür)

- sehr berührungsempfindlich; allgemein unreine Haut — **Hepar sulfuris**
- bei Mundgeschwüren mit üblem Mundgeruch und starker Speichelbildung — **Mercurius solubilis**
- bei Eiterung und schlechter Heilung — **Silicea**

Zur Steigerung der körpereigenen Abwehr empfiehlt sich zusätzlich *Echinacea* einzunehmen

Adipositas (Fettsucht)

siehe Übergewicht, krankhaftes Seite 73

Akne

- Gesicht rot, mit trockener, heißer Haut — **Belladonna**
- Allgemein unreine Haut; oft bei Jugendlichen mit vielen Pickeln im Gesicht und auf dem Rücken, Pickel tun weh und stechen — **Hepar sulfuris**
- Teenager-Akne, vor allem bei blonden Mädchen — **Pulsatilla**
  - **Verschlimmerung:** durch zu reichliches Essen
- bei unreiner Haut mit Neigung zur Entzündung und Eiterung; die Pickel hinterlassen Narben — **Silicea**
- Viele eitrige Pickel, die jucken — **Sulfur**
  - **Verschlimmerung:** durch Bettwärme und nach dem Waschen; besonders nützlich bei der Therapie resistenter und lange bestehender Akne

Zur Steigerung der körpereigenen Abwehr empfiehlt sich zusätzlich *Echinacea* einzunehmen

Angina (Mandelentzündung, akute)

siehe Halsschmerzen Seite 42

Ängste

durch bevorstehende Ereignisse (zum Beispiel Vorstellungsgespräch); mit mangelndem Selbstvertrauen; Platzangst; Höhenangst; nervöser Durchfall; Verlangen nach Süßem	**Argentum nitricum**
bei nervöser Examensangst mit dem Gefühl zu versagen	**Gelsemium**
Platzangst; Ängste und Depressionen mit innerer Unruhe und Unentschlossenheit	**Cimicifuga**
Schock, Panik und Ängste nach einem Unfall; Sterbensangst bei akuten Erkrankungen	**Aconitum**
Angst vor Gewitter, Dunkelheit, Geistern; Angst vor dem Alleinsein; Mangel an Selbstbewußtsein, sehr schreckhafte und furchtsame Personen; schwermütig und traurig	**Phosphor**
verfrorene Personen mit großer Angst und Unruhe; Angst vor der Dunkelheit und vor dem Alleinsein	**Arsenicum album**
Angst vor Mißerfolg; Mangel an Selbstvertrauen; vertragen keinen Widerspruch	**Silicea**

Appetit, vermehrt

andauerndes Leeregefühl, auch nach dem Essen; Abneigung gegen Milch; Verlangen nach Eiern	**Calcium carbonicum**
Wechsel zwischen Heißhunger und Appetitlosigkeit	**Ferrum phosphoricum**
Heißhunger am späten Vormittag mit Schwächegefühl	**Sulfur**
Heißhunger selbst nachts, aber nach ein paar Bissen Völlegefühl; starkes Verlangen nach Süßem	**Lycopodium**

Appetit, vermindert

durch Kummer; Abneigung gegen Essen; abendlicher Hunger verhindert den Schlaf	**Ignatia**
Appetitverlust mit fortschreitender Abmagerung und Gewichtsverlust	**Arsenicum album**

Arthritis (Gelenkentzündung)

Gelenk ist stark gerötet und geschwollen; stechende Schmerzen **Verbesserung:** durch kühle Umschläge	**Apis**
mit dem Gefühl, als wäre das Gelenk verrenkt, zerschlagen	**Arnica**
mit starken Schmerzen; die kleinste Bewegung schmerzt **Verbesserung:** durch Ruhe	**Bryonia**
wenn die Schmerzen von einem Gelenk zum anderen wandern	**Pulsatilla**

siehe auch Gelenk- und Rückenschmerzen Seite 37

B

Bauchschmerzen

Bedenken Sie bitte, daß Bauchschmerzen die vielfältigsten, auch bedrohliche Ursachen haben können (zum Beispiel Blinddarmentzündung). Deshalb sollten Sie Ihren Arzt, Heilpraktiker oder auch Notarzt rufen, falls die Schmerzen sehr stark oder ungewöhnlich sind, beziehungsweise nicht schnell besser werden!

- Nahrung liegt wie ein Stein im Magen; krampfartige Bauchschmerzen — **Bryonia**
  - **Verschlimmerung:** durch jede Bewegung
  - **Verbesserung:** in Ruhe, durch Stilliegen
- der Bauch ist nach der kleinsten Mahlzeit aufgetrieben; Bauchschmerzen gehen mit starken Blähungen einher — **Lycopodium**
- krampfartige Bauchschmerzen mit Blähungen oder Verstopfung; vor allem nach Kaffee-, Nikotin- oder Alkoholgenuß, nach zu reichlichem oder schwerem Essen und nach Medikamentenmißbrauch — **Nux vomica**
- plötzliche, heftige und krampfartige Bauchschmerzen — **Belladonna**
  - **Verbesserung:** durch Zusammenkrümmen oder Rückwärtsbeugen des Oberkörpers
- nervöse, krampfartige Bauchschmerzen (bei Examensangst, Aufregung — **Argentum nitricum**
- Blähungskoliken bei reizbaren, ärgerlichen Kindern; eine Wange ist rot, die andere blaß — **Chamomilla**
- krampfartige, stechende Bauchschmerzen; Kranke müssen sich zusammenkrümmen — **Magnesium phosphoricum**

- **Verschlimmerung:** durch Kälte und kalte Getränke
- **Verbesserung:** durch Wärmflasche

- kolikartige Bauch- und Unterleibskrämpfe; Kranke sind sehr unruhig und ärgerlich; müssen sich zusammenkrümmen — **Colocynthis***
  - **Verbesserung:** durch Wärme und Stuhlbeziehungsweise Blähungsabgang

siehe auch unter Verdauungsstörungen Seite 73 oder Blähungen Seite 30 und im Kapitel „Spezielle Tips bei Kindern" Seite 79

Bindehautentzündung (Konjunktivitis)

- Augen tränen andauernd; die Tränen fühlen sich heiß an und lassen die Augenlider anschwellen und brennen; Kranke sehr lichtempfindlich oder lichtscheu; Bindehaut rot und geschwollen; **Pupillen meist eng** — **Euphrasia**
- sehr lichtempfindlich; als Folge von nasser Kälte, Zugluft und Sonne (Gletscher); Bindehaut hellrot und geschwollen; zuerst trocken, später reichlicher Tränenfluß; **Pupillen weit** — **Belladonna**
- Augenlider oft erheblich geschwollen; Bindehaut stark gerötet, reichliche, brennende und heiße Tränen; stechende Schmerzen; **Pupillen weit** — **Apis**
- durch Fremdkörper **(Augenarzt!)** oder durch kalten, trockenen Wind; — **Aconitum**

→

* **Colocynthis** D12 oder C6 hat sich bei kolikartigen Bauch- und Unterleibsschmerzen sehr bewährt. Da es ansonsten in diesem Ratgeber nicht mehr aufgeführt ist, fehlen die Leitsymptome. Anwendung und Dosierung wie üblich.

B

Bindehaut heiß, trocken und gerötet; heftige Schmerzen; brennende, trockene Lider
- **Verschlimmerung:** durch Augenbewegung

- reichlicher, **milder**, gelblich bis eitriger Tränenfluß; Kranke müssen die Augen ständig reiben; Juckreiz; Lider jucken, sie brennen und sind geschwollen — **Pulsatilla**
  - **Verbesserung:** durch kalte Kompressen
- Lider morgens eitrig verklebt; als Folge von Nässe und Kälte; eitriger, scharfer Tränenfluß, brennende Schmerzen, vor allem das Oberlid ist geschwollen — **Rhus toxicodendron**
  - **Verschlimmerung:** durch Bewegung und Berührung; abends
- Augenlider sind rot und geschwollen; die Haut ist rissig, schuppig und trocken; honiggelbe Absonderungen auf den Augenlidern — **Graphites**
- durch Überanstrengung der Augen (Arbeit am Computer, Lesen, Nähen); Bedürfnis, sich dauernd die Augen zu reiben; die Augen sind gerötet und brennen — **Ruta**

Blähungen

- der ganze Bauch ist aufgetrieben; dabei **Luftaufstoßen** und übelriechende Blähungen; mit Schwäche und Müdigkeit — **Carbo vegetabilis**
- starkes Rumpeln und Kollern im Bauch; vor allem **nach Mehl- und Süßspeisen oder nach Zwiebeln und Knoblauch**; oft verbunden mit — **Lycopodium**

Sodbrennen; Kranke vertragen nichts Enges um den Bauch

- Blähungen und Verstopfung mit krampfartigen Schmerzen; vor allem nach zu reichlichen oder schweren Mahlzeiten und nach Alkohol — **Nux vomica**
- bei Blähungen nach **Zucker**, Salzigem und Käse; stark „zum Platzen" aufgetriebener Bauch; Aufstoßen nach jeder Mahlzeit — **Argentum nitricum**

siehe auch unter Verdauungsstörungen Seite 73
Bauchschmerzen Seite 28

Blasenbeschwerden und Blasenentzündung

Werden die Beschwerden nicht besser oder haben Sie erhöhte Temperatur, sprechen Sie mit Ihrem Arzt oder Heilpraktiker!

- Starke, brennende Schmerzen; heftiger, andauernder Drang, Wasser zu lassen, wobei aber nur ein paar Tropfen unter Schmerzen gelassen werden; schneidende Schmerzen vor, während und nach dem Urinieren — **Cantharis**
- beim Wasserlassen brennendes Gefühl in der Harnröhre; Gefühl, nicht fertig zu sein; häufiger Gang zur Toilette aus Angst, den Urin nicht halten zu können — **Apis**
- mit hohem Fieber, brennenden Schmerzen — **Belladonna**
  - **Verschlimmerung:** bei Druck und Erschütterung
- häufiges, auch unwillkürliches Wasserlassen (vor allem durch Lachen oder Husten); brennendes Gefühl während — **Pulsatilla**

→

B

und nach dem Urinieren; nervöse Reizblase; Blasenentzündung durch Verkühlung (vor allem durch kalte Füße)
Verschlimmerung: im Liegen

- Rückenschmerzen vor dem Wasserlassen, die danach verschwinden; der Urin fließt anfangs langsam, eventuell erst nach Preßversuchen; Kranke müssen nachts zur Toilette; rotbrauner Satz im Urin — **Lycopodium**

Brustschmerzen bei Erkältung und Husten

Wegen der Gefahr einer Lungenentzündung sollten Sie zu Ihrem Arzt gehen, falls hohes Fieber auftritt oder die Beschwerden nicht bald besser werden!

- mit schmerzhaftem, trockenem Husten — **Bryonia**
- mit rauher Stimme oder Stimmverlust — **Phosphor**
- Kranke erkälten sich leicht, wobei die Erkältung regelmäßig Brustschmerzen bereitet — **Sulfur**

Depressive Verstimmungen

Depressionen bedürfen, außer in ihrer mildesten Form, kompetenter medizinischer Betreuung!

- bei sensiblen Personen, nach (Liebes-)Kummer; rasch wechselnde Stimmung; Kranke sind nervös oder traurig, seufzen und weinen — **Ignatia**
- mit Angstgefühlen, innerer Unruhe und Niedergeschlagenheit; voller Sorgen und Verzweiflung; vor allem in der Schwangerschaft und in den Wechseljahren — **Cimicifuga**

- vor allem bei Frauen während der Wechseljahre; weinen leicht; wollen ihre Ruhe von Beruf und Familie; fühlen sich leicht angegriffen — **Sepia**
- bei Menschen mit großem Leid; wollen kein Mitleid und keine Hilfe; brechen aber plötzlich in Tränen aus; sehr reizbar, nachtragend und leicht beleidigt; Kleinigkeiten lassen sie in die Luft gehen; handeln oftmals impulsiv und unüberlegt — **Natrium muriaticum**
- durch Verlust an Selbstwertgefühl; Angst, mit dem Streß des Berufes oder Alltags nicht mehr fertig zu werden; schwaches Gedächtnis; können sich nicht an neue Situationen gewöhnen; vertragen keinerlei Widerspruch — **Lycopodium**

Durchfall

Bei schwerem Durchfall kann es *vor allem bei Kleinkindern* durch den hohen Wasser- und Mineralstoffverlust schnell zu bedrohlichen Zuständen kommen. In diesen Fällen sollten Sie Ihren Arzt oder Heilpraktiker aufsuchen!

- nervöser Durchfall durch Aufregung (zum Beispiel **vor** Prüfungen) — **Argentum nitricum**
- Aufregung verursacht Durchfall (zum Beispiel **nach** Prüfungen) — **Gelsemium**
- Brechdurchfall bei leichten Lebensmittelvergiftungen (vor allem bei Fisch und Fleisch); fühlen sich elend und völlig erschöpft; dabei meist unruhig oder zittrig — **Arsenicum album**
- schmutziggelb und übelriechend, an heißen Tagen (zum Beispiel im — **Bryonia**

→

D

Sommer) oder nach Ärger; dabei stechende Schmerzen, starker Durst auf Kaltes

- **Verschlimmerung:** durch saure Speisen

grüne, schleimige Durchfälle mit übelriechenden Blähungen; vor allem nach Fruchtsaft oder kalten Getränken oder während des Zahnens	**Calcium phosphoricum**
grünlicher Durchfall wie gehackter Spinat; bei reizbaren, ärgerlichen Menschen; oft bei Kindern während des Zahnens	**Chamomilla**
chronischer Durchfall; treibt die Kranken am frühen Morgen aus dem Bett	**Sulfur**

→ allgemein empfiehlt sich bei Durchfall (vor allem durch Lebensmittelunverträglichkeiten) *Okoubaka* als Spezifikum einzunehmen

siehe auch unter Verdauungsstörungen Seite 73 und „Spezielle Tips bei Kindern" Seite 79

Durst, groß

bei hohem Fieber	**Aconitum**
auf Kaltes, das gierig und in großen Zügen getrunken wird	**Bryonia**
auf kalte Getränke allgemein	**Phosphor**
auf warme Getränke, die schluckweise getrunken werden	**Arsenicum album**
durch zu salzige Nahrung	**Natrium muriaticum**
mit Verlangen nach Milch	**Rhus toxicodendron**

Durstlosigkeit

- bei Fieber — **Gelsemium**
- bei akuten Entzündungen mit Schwellungen und stechenden Schmerzen (zum Beispiel Halsschmerzen) — **Apis**
- obwohl der Mund trocken ist — **Pulsatilla**

Erbrechen

siehe Übelkeit und Erbrechen Seite 72

Erkältung/Grippe/fieberhafter Infekt

Bei hohem Fieber und wenn die Beschwerden nicht bald besser werden, sprechen Sie mit Ihrem Arzt oder Heilpraktiker!

- plötzliches Auftreten; **durch kalten Zug oder Wind**; hohes Fieber; heiße, trockene Haut; unruhig und ängstlich; großer Durst — **Aconitum**
- plötzliches Auftreten; **durch feucht-kalte Luft**; hohes Fieber; heiße, dampfende, feuchte Haut; rotes Gesicht; erweiterte Pupillen; trockener Mund; klopfende Schmerzen — **Belladonna**
- **mittelhohes Fieber**; Neigung zum Nasenbluten; allgemein hilfreich im frühen Stadium eines Infekts — **Ferrum phosphoricum**
- sich langsam entwickelnder, fieberhafter Infekt; müde, matt und ärgerlich; Abneigung gegen Bewegung; wollen ihre Ruhe; frieren am frühen Abend, nachts kommt es zu trockenem, eventuell hohem Fieber; später folgen erleichternde, säuerlich klebrige Schweißausbrüche; **großer Durst**, eingerissene — **Bryonia**

→

E

Mundwinkel; Kopfschmerzen; erst Niesen und Schnupfen, dann Husten

- sich langsam entwickelnde Grippe; leichtes bis mittelhohes Fieber, mit rotem, etwas gedunsenem Gesicht; fühlen sich benommen und zittrig; Frostschauer, die den Rücken herunterlaufen; Kopfschmerzen; wunder Rachen, Halsschmerzen und eine laufende Nase — **Gelsemium**
- Infekt mit **starken Gliederschmerzen**; als Folge von **Kälte** und **Nässe**; große Ruhelosigkeit, Fieber mit Schüttelfrost, dabei geistige Benommenheit und Verwirrtheit; heißer Kopf mit kalten Händen und Füßen; Zunge trocken, eventuell mit braunem Belag und **roter Zungenspitze**; Fieberbläschen — **Rhus toxicodendron**
- bei Erkältungen mit ständigem Niesen und einer ständig tropfenden Nase; **Fieberbläschen** und eingerissene Mundwinkel, Kranke frieren — **Natrium muriaticum**
  Verschlimmerung: im Warmen

→ **bei allen fieberhaften Erkrankungen empfiehlt sich *Echinacea* zur Steigerung der Abwehrkräfte**

siehe auch unter begleitenden Symptomen wie Husten Seite 49, Schnupfen Seite 67, Kopfschmerzen Seite 51

Erschöpfung/Schwäche

- nach körperlicher oder geistiger Anstrengung; vorsorglich eingenommen zur Vermeidung von Muskelkater oder Müdigkeit; vor körperlichen Anstrengungen oder langen Reisen; nach Zeitverschiebung bei Langstreckenflügen (Jet Lag) — **Arnica (bei Jet Lag im Wechsel mit Nux vomica)**

- bei Schwächegefühl und Müdigkeit; vor allem nach geistiger Überarbeitung; bei Sorgen oder Aufregung — **Kalium phosphoricum**
- starke Erschöpfung und Müdigkeit nach einer Krankheit, vor allem nach Durchfall oder Erbrechen; selbst die geringste Anstrengung ist zu viel; dabei zittrig, unruhig und ängstlich — **Arsenicum album**
- Erschöpfung und Müdigkeit bei Kindern und Jugendlichen nach akuter Virusinfektion — **Calcium phosphoricum**

Erschöpfung, geistige

- Durch Überarbeiten und Sorgen; nervöser Zusammenbruch; Zittern am ganzen Körper, vor allem morgens — **Argentum nitricum**
  ▽ **Verschlimmerung:** durch Alkohol
- geistige Erschöpfung, mit Benommenheit und Trägheit; Aufregung verursacht Durchfall — **Gelsemium**
- durch extreme geistige Überanstrengung (zum Beispiel bei Studenten) — **Kalium phosphoricum**
- Blackout aus Angst vor Mißerfolg; Mangel an Selbstvertrauen; Kranke sind sehr gewissenhaft, fürchten sich aber vor den ihnen gestellten Aufgaben; Gedächtnisschwäche und Zerstreutheit; vertragen keinen Widerspruch und geraten leicht in Zorn — **Silicea**

Fettsucht (Adipositas)

siehe Übergewicht, krankhaftes Seite 73

F

Fieberhafter Infekt

siehe Erkältung/Grippe/fieberhafter Infekt Seite 35

Furunkel

• Furunkel ist stark gerötet, heiß, schmerzhaft und geschwollen ▽ **Verschlimmerung:** durch Kälteanwendungen	**Belladonna**
• kleine Verletzungen entzünden sich und entwickeln sich zu Furunkeln, die unerträglich schmerzen; Patienten frösteln, das Furunkel ist heiß	**Hepar sulfuris**
• wenn sich ein oder mehrere Furunkel langsam entwickeln; Kranke frösteln und das Furunkel ist kalt; wenn kleine Hautverletzungen zur Eiterung neigen, die schlecht abheilen und oftmals Narben hinterlassen	**Silicea**

Gallenbeschwerden, leichte

• mit dem Gefühl, das Essen liegt wie ein Stein im Magen; großer Durst auf Kaltes; stechende Schmerzen △ **Verbesserung:** durch Ruhe	**Bryonia**
• mit saurem Aufstoßen und Übelkeit; **wollen erbrechen und können nicht**; vor allem nach zu reichlichem oder schwerem Essen	**Nux vomica**
• **nach zu fettem Essen**, mit ranzigem Aufstoßen oder Erbrechen; pappiger Mundgeschmack und fehlender Durst	**Pulsatilla**

siehe auch Verdauungsstörungen Seite 73 und Bauchschmerzen Seite 28

Gelenkentzündung

siehe Arthritis Seite 27

Gelenk- und Rückenschmerzen

Sollten die Schmerzen nicht besser werden oder sind starke Entzündungen vorhanden, dann sprechen Sie bitte mit Ihrem Arzt oder Heilpraktiker!

- bei **brennenden, stechenden** Schmerzen; bei Gelenkschmerzen mit geschwollener, blaßroter, glänzender Haut; bewährt bei rheumatischen Rücken- und Gliederschmerzen und Arthritis — **Apis**
  - **Verbesserung:** durch kalte Auflagen
- Schmerzen, als ob man sich überanstrengt oder etwas verrenkt hätte; Gefühl, als ob man geschlagen worden wäre; Angst, berührt zu werden; Kranke sind überempfindlich — **Arnica**
  - **Verschlimmerung:** durch die geringste Berührung, durch Bewegung und naßkaltes Wetter
  - **Verbesserung:** durch Ruhe
- bei Gelenken, die rot, glänzend, geschwollen und heiß sind, mit klopfenden oder stechenden Schmerzen — **Belladonna**
- bei roten, heißen und geschwollenen Gelenken, die stechen und brennen — **Bryonia**
  - **Verschlimmerung:** durch die geringste Bewegung
  - **Verbesserung:** teilweise durch festes Bandagieren; durch Ruhe und kalte Auflagen
- rheumatische Beschwerden im Rücken und Nacken; Steifheit, Verkrampfung — **Cimicifuga**

→

der Rücken- und Nackenmuskulatur; **Wirbelsäule sehr druckempfindlich**

- **Verschlimmerung:** durch naßkaltes Wetter
- **Verbesserung:** durch Wärme

- Schmerzen, die von einem Ort zum anderen wandern — **Pulsatilla**
  - **Verschlimmerung:** beim Hängenlassen des schmerzhaften Gelenkes
  - **Verbesserung:** durch kalte Auflagen; durch leichte Bewegung an der frischen Luft

- Schmerzen zu Beginn der Bewegung, die sich bei leichter, fortlaufender Bewegung (Anlaufschmerz) bessern; teilweise schon Schmerzen in Ruhestellung; Schmerzen und **Steifheit** in den Bändern, Sehnen und Knochen, aber auch im Nacken oder im unteren Rücken; die Gelenke können schmerzhaft, heiß und geschwollen sein — **Rhus toxicodendron**
  - **Verschlimmerung:** durch starke Anstrengung; durch Kälte und Nässe
  - **Verbesserung:** durch Wärme

Gelenk- und Rückenschmerzen sind ein erfolgreiches, aber auch schwieriges Gebiet in der Homöopathie. Die hier aufgeführten Mittel werden deshalb nicht in jedem Fall helfen. Es ist hier oft sinnvoll, die Homöopathie mit anderen Therapiearten (zum Beispiel Massagen, Gymnastik, Akupunktur ...) zu unterstützen.

siehe auch unter Arthritis Seite 27, Nackenschmerzen Seite 59 und Hexenschuß Seite 48

Gerstenkorn

Beachten Sie hier besonders die allgemeinen Leitsymptome für die empfohlenen Mittel!

- immer wiederkommende Gerstenkörner — **Sulfur**
- vor allem **am Oberlid**; Lider sind rot und geschwollen — **Pulsatilla**
- Gerstenkorn liegt eher in der Nähe des inneren Augenwinkels — **Lycopodium**
- mit trockenen Augen und Krustenbildung; die Lidränder und Augenwinkel sind dabei entzündet und rissig; Verhärtung der Lidränder nach Gerstenkörnern, häufige Rückfälle — **Staphisagria***
- bei rissigen, geschwollenen Lidrändern und **honiggelben Absonderungen** — **Graphites**

Grippe

siehe Erkältung/Grippe/fieberhafter Infekt Seite 35

Haarausfall

- allgemein bewährt; im Wechsel mit Silicea — **Calcium fluoratum**
- oftmals in Verbindung mit Nagelstörungen; bei verfrorenen Menschen, die vor allem leicht am Kopf frieren — **Silicea**
- nach geistiger Überanstrengung und nach Sorgen; bewährt bei Studenten — **Kalium phosphoricum** →

* **Staphisagria** D12 oder C6 hat sich bei Gerstenkörnern sehr bewährt, vor allem wenn sie als Folge von Kummer, Sorgen oder unterdrücktem Ärger auftreten. Da es ansonsten in diesem Ratgeber nicht mehr aufgeführt ist, fehlen die Leitsymptome. Anwendung und Dosierung wie üblich.

H

- mit frühzeitigem Ergrauen der Haare; auch nach der Schwangerschaft — **Lycopodium**
- besonders an der Stirn (Geheimratsecken); dabei fettige Gesichtshaut; nach der Schwangerschaft, vor allem nach dem Stillen — **Natrium muriaticum**
- während der Wechseljahre — **Sepia**
- nach kräftezehrenden Krankheiten; Haar fällt in Büscheln aus — **Phosphor**
- bei Arzneimittelnebenwirkungen (zum Beispiel Hormone; Chemotherapeutika); wenn das Haar glanzlos und struppig ist; eventuell verbunden mit juckenden, brennenden Ausschlägen der Kopfhaut — **Sulfur**

Halsschmerzen

Mit den folgenden Mitteln können Sie auch eine beginnende, akute Mandelentzündung (Angina) behandeln. Bedenken Sie jedoch, daß eine nicht richtig behandelte Angina zu ernsthaften Nacherkrankungen führen kann (Herzklappenfehler, rheumatisches Fieber). Sollten daher die Mittel nicht rasch ansprechen, dann suchen Sie bitte Ihren Arzt oder Heilpraktiker auf!

- nach Nässe, Kälte und Zugluft; **plötzliche, heftige Halsschmerzen**; Gesicht und Rachen sind heiß und **leuchtendrot**; der Mund ist trocken, die **Zunge himbeerrot**; wunde, brennende Halsschmerzen; andauerndes Bedürfnis zu schlucken, obwohl es schmerzhaft ist — **Belladonna**
  - **Verschlimmerung:** durch kalte Getränke

- Rachen und Mandeln sind **dunkelrot**; die Zunge ist an den Rändern und an der Spitze rot und in der Mitte schleimig belegt; stechende Schmerzen; Kranke fühlen sich zerschlagen und schwach — **Phytolacca***
  - **Verschlimmerung:** durch warme Getränke
- als Folge von kaltem, trockenem Wind; **starke**, stechende **Schmerzen**; Schluckbeschwerden; **plötzlich** auftretend, **mit hohem Fieber; großer Durst**; Schweißausbruch erleichtert — **Aconitum**
  - → **bewährt bei:** hochfieberhafter Angina als Anfangsmittel
- Hals und Rachen fühlen sich geschwollen an; der Rachen ist **blaßrot**, die Schleimhaut glasig; starke Schluckbeschwerden beim Essen und Trinken; stechende Schmerzen; **trotz trockenem Mund durstlos**; Kloßgefühl im Hals — **Apis**
- als Folge von feuchtem, vor allem warmen Wetter oder psychischer Belastung; Kranke fühlen sich schlapp und müde; frösteln, vor allem am Rücken; etwas gedunsenes, eventuell dunkelrotes Gesicht; bei Grippe; der Rachen fühlt sich wund an; beim Schlucken kann der Schmerz bis zum Ohr ausstrahlen; kein Durst — **Gelsemium**
  - → **bewährt bei:** grippaler Infekt mit Halsschmerzen

→

* **Phytolacca** D12 oder C6 ist neben Belladonna das häufigste Mittel bei beginnender Rachen- und Mandelentzündung. Da es ansonsten in diesem Ratgeber nicht mehr aufgeführt ist, fehlen die Leitsymptome. Anwendung und Dosierung wie üblich.

H

- **sehr verfrorene Menschen;** empfindlich gegen den geringsten Luftzug; schwitzen, wollen aber nicht aufgedeckt sein; ungewöhnlich starke Halsschmerzen; stechende, **splitterartige Halsschmerzen**, als ob eine Gräte steckengeblieben wäre; können kaum schlucken; sind sehr ärgerlich und gereizt; auch bei eitriger Mandelentzündung — **Hepar sulfuris**
  - ▽ **Verschlimmerung:** durch Kälte
  - △ **Verbesserung:** durch Wärme und warme Getränke
- Halsschmerzen mit **üblem Mundgeruch** und starker Speichelbildung; müssen daher dauernd schlucken obwohl es schmerzt; die Zunge ist schmutzig belegt, geschwollen und hat am Rand Zahneindrücke; der Rachen ist dunkelrot, trocken und wund; **auch bei eitriger Mandelentzündung** — **Mercurius solubilis**
  - ▽ **Verschlimmerung:** durch Wärme und nachts

Sehr starke Halsschmerzen mit himbeerroter Zunge können auch auf eine Scharlachinfektion hindeuten. Wenden Sie sich an Ihren Arzt!

Hämorrhoiden

Bei allen Blutabsonderungen aus dem After sollten Sie zwecks Abklärung mit Ihrem Arzt oder Heilpraktiker sprechen!

- bei **nicht** entzündeten Hämorrhoiden, die heraustreten, jucken und eventuell bluten — **Calcium fluoratum**
- bei brennenden und juckenden Hämorrhoiden; alle Körperöffnungen sind rot — **Sulfur**
  - ▽ **Verschlimmerung:** in der Bettwärme

- bei dunklen Blutungen; große, äußere, dunkelrote bis bläuliche Hämorrhoiden — **Hamamelis**
- meist innere, stark juckende Hämorrhoiden, die eventuell vorfallen und sich einklemmen; als Folge von sitzenden Berufen; bei Arzneimittelmißbrauch und Trinkern; oft verbunden mit Verstopfung und krampfartigen Beschwerden — **Nux vomica**
- bei Verstopfung ohne Stuhldrang; harter, mit Schleim bedeckter Stuhl; After wund und eingerissen; brennende Schmerzen — **Graphites**
  - **Verschlimmerung:** nachts, im Bett, bei Berührung

Hautausschlag/Ekzem eher trocken

- **brennende**, juckende Hautausschläge; rastlose, unruhige, erschöpfte Patienten mit Angst um ihre Gesundheit — **Arsenicum album**
  - **Verschlimmerung:** durch Kälte oder Kratzen
  - → **bewährt bei:** meist trockenen Ekzemen, aber auch bei Herpes
- wunde, juckende, krustige und **rissige** Hautausschläge, mit **gelbbräunlichem Aussehen**; verstärkt in den **Gelenkbeugen** auftretend; trotz tiefer Risse bleibt die Haut meist trocken; Kratzen lindert nicht — **Sepia**
  - **Verschlimmerung:** an der frischen Luft
  - **Verbesserung:** im Warmen
  - → **bewährt bei:** trockenes, fleckenförmiges Ekzem, Neurodermitis und Psoriasis

→

H

- trockene, **schuppige**, brennende und **extrem** juckende Hautausschläge; **kratzen sich oft blutig** — **Sulfur**
  - **Verschlimmerung:** in der Bettwärme; **nach dem Waschen oder Baden**; durch Kratzen
  - → **bewährt bei:** trockene Ekzeme, Neurodermitis und Psoriasis

Hautausschlag/Ekzem eher feucht

- heißer, brennender, **stechender** Bläschenausschlag, blaßrot — **Apis**
  - **Verschlimmerung:** am Abend und während des Schlafs; durch Wärme
  - **Verbesserung:** durch kalte Auflagen
  - → **bewährt bei:** Nesselsucht und beginnender Gürtelrose
- feuchtes, stark juckendes Ekzem mit wäßriger, brennender Absonderung; häufig am Nacken, Haaransatz, in den **Gelenkbeugen**; fettiger Haartyp — **Natrium muriaticum**
  - → **bewährt bei:** Sonnenallergie, Nesselsucht und Fieberbläschen
- roter, juckender, brennender Hautausschlag mit roten Bläschen; die Haut erscheint im akuten Zustand geschwollen und wird später häufig schuppig — **Rhus toxicodendron**
  - **Verschlimmerung:** bei feuchtkaltem Wetter
  - **Verbesserung:** in der Wärme
  - → **bewährt bei:** Nesselsucht, Herpes, Fieberbläschen und beginnende Gürtelrose

Hautausschlag/Ekzem trocken und/oder feucht

- klebriges, feuchtes Ekzem mit klarer **honiggelber** Absonderung, vor allem an der Kopfhaut, hinter den Ohren und in den Gelenkbeugen; aber auch trockene, **rissige** Haut, die brennt und sich wund anfühlt; starker Juckreiz — **Graphites**
  - **Verschlimmerung:** in der Wärme
  - → **bewährt bei:** Neurodermitis und Psoriasis

→ bei allergischen oder entzündlichen Hauterkrankungen, bei Ekzemen und Nesselsucht, bei Hautjucken und Hautausschlägen durch Arznei- oder Waschmittel empfiehlt sich zusätzlich oder alleine *Cardiospermum* wegen seiner (vermutlich) kortisonähnlichen Wirkung einzunehmen

Bei allergischen Hauterkrankungen, chronischen Ekzemen, Neurodermitis, Psoriasis und so weiter ist es zu empfehlen, einen erfahrenen Homöopathen aufzusuchen, da hier die Wahl der Mittel und Potenzen sehr sorgfältig getroffen werden muß, um starke Erstreaktionen zu vermeiden.

Heiserkeit

- bis zur Stimmlosigkeit; mit hartem, trockenem Husten — **Phosphor**
- bei feuchtkaltem Wetter — **Carbo vegetabilis**
  - **Verschlimmerung:** abends
- mit kitzligem, trockenem Rachen und bellendem Husten — **Drosera**
- durch Überanstrengung der Stimme (bei Rednern, Sängern ...) — **Ferrum phosphoricum (im Wechsel mit Kalium phosphoricum)**

H

Heuschnupfen

- Die Nase juckt und läuft, mit wundmachendem Nasensekret; häufiges Niesen; die Augen tränen und fühlen sich heiß an; unruhige, leicht fröstelnde Patienten — **Arsenicum album**
  - **Verschlimmerung:** im Freien
  - **Verbesserung:** im Haus
- **milde Tränen**, aber **wundmachendes Nasensekret**; mit häufigem Niesen; eventuell verbunden mit einer rauhen Stimme — **Allium cepa**
  - **Verschlimmerung:** im Haus
- scharfe, heiße, **wundmachende Tränen**; die roten, entzündeten Augen tränen andauernd; aber **milder** Fließschnupfen; großer Niesreiz — **Euphrasia**
  - **Verschlimmerung:** abends
- wäßriger, brennender Fließschnupfen mit heftigen Niesattacken **und** brennenden, tränenden Augen, wobei die Lider anschwellen — **Natrium muriaticum**
  - **Verschlimmerung:** am Vormittag

→ allgemein empfiehlt sich *Galphimia* und/oder *Cardiospermum* als Spezifikum zusätzlich oder alleine einzunehmen

siehe auch Schnupfen Seite 67

Hexenschuß (Lumbago)

Starke Schmerzen und Lähmungserscheinungen weisen auf einen Bandscheibenvorfall hin. Rufen Sie Ihren Arzt oder Heilpraktiker!

- als erstes Mittel; Gefühl wie verrenkt, geprellt oder zerschlagen — **Arnica**

- durch Verheben, Kälte und Nässe; reißende Schmerzen; taubes, lahmes und eingeschlafenes Gefühl; Kranke fühlen sich ruhelos — **Rhus toxicodendron**
  - **Verbesserung:** durch Wärme und Massagen; andauernde, leichte Bewegung, obwohl anfangs schmerzhaft
- durch Drehbewegungen; Kranke müssen sich absolut ruhig halten; sind reizbar und durstig — **Bryonia**
  - **Verschlimmerung:** durch jede Bewegung
- mit Kreuzschmerzen, vor allem nachts; Kranke müssen sich aufsetzen, um sich im Bett umdrehen zu können; Kribbeln oder taubes Gefühl im Kreuz oder in den Beinen (Vorsicht, mögliche Zeichen für einen Bandscheibenvorfall sein!) — **Nux vomica**
  - **Verschlimmerung:** durch Kälte und durch Pressen beim Stuhlgang
- beim chronischen oder immer wiederkehrenden Hexenschuß durch Bindegewebsschwäche — **Calcium fluoratum**

Husten/Bronchitis

Der chronische Husten kann mit den folgenden Mitteln nur unzureichend behandelt werden. Falls der Husten nicht besser wird, sollten Sie Ihren Arzt oder Heilpraktiker aufsuchen!

- mit **Übelkeit und Erbrechen;** später mit starkem Schleimrasseln in den Bronchien — **Ipecacuanha**
- trockener, schmerzhafter Husten — **Bryonia**
- mit plötzlichen, heftigen Hustenanfällen — **Drosera**
- mit rauher Stimme oder Stimmverlust — **Phosphor** →

H

- Husten im Stehen — **Euphrasia**
  - **Verbesserung:** im Liegen
- **plötzlich** beginnender, **nächtlicher Husten**; kurze, pfeifende Hustenstöße mit Erstickungsgefühl; Kranke sind ängstlich und unruhig — **Aconitum**
  - **Verschlimmerung:** um oder nach 24 Uhr
- bellender, trockener und krampfartiger Husten — **Belladonna**
  - **Verschlimmerung:** nachts vor 24 Uhr; durch Kälte und Sprechen
- Husten wird durch den geringsten Kältereiz hervorgerufen; rasselnder, lockerer, aber auch erstickender Husten, vor allem am frühen Morgen mit saurem, klebrigem Schweiß — **Hepar sulfuris**
- Anfälle von krampfartigem Zusammenschnüren der Brust mit Atemnot; heftiger, krampfartiger Husten, der einem den Atem raubt — **Cuprum metallicum**
  - **Verbesserung:** durch kalte Getränke

in dem Kapitel „Die homöopathischen Mittel und charakteristische Leitsymptome" Seite 85 werden die einzelnen Mittel noch ausführlicher dargestellt

Kater

- nach zuviel Alkohol und zu reichlichem Essen — **Nux vomica**
  - **Verschlimmerung:** morgens

Kehlkopfentzündung (Laryngitis)

siehe Heiserkeit Seite 47

Klimakteriumsbeschwerden

siehe Wechseljahrbeschwerden Seite 76

Knochenverletzungen

- als erstes Mittel bei Verletzungen durch Stoß, Schlag oder Prellung — **Arnica**
- bei allen Arten von Knochen- und Knochenhautverletzungen — **Ruta**
- unterstützend bei allen Arten von Knochenbrüchen — **Symphytum**
- wenn Brüche schlecht heilen oder schlecht zusammenwachsen — **Calcium phosphoricum**

Konjunktivitis

siehe Bindehautentzündung Seite 29

Kopfschmerzen/Migräne

Chronische oder immer wiederkehrende Kopfschmerzen oder Migräneanfälle lassen sich mit den hier aufgeführten Mitteln meist nur unzureichend behandeln und müssen medizinisch abgeklärt werden!

- **plötzliche, klopfende** Kopfschmerzen; Kopfbewegungen lösen ein Gefühl der Benommenheit aus; Kopfhaut und Haare sind sehr empfindlich; Gesicht und Augen sind gerötet — **Belladonna**
  - **Verschlimmerung**: beim Bücken und Schütteln des Kopfes; durch helles Licht, Lärm, Gerüche; beim Hinlegen und am Nachmittag
  - **Verbesserung**: durch Ruhe und Dunkelheit

→

K

- berstende Kopfschmerzen, **von der Stirn zum Nacken ziehend**; Kranke sind sehr ärgerlich und reizbar — **Bryonia**
  - **Verschlimmerung:** durch die kleinste Bewegung; durch Ärger und Zorn; durch kaltes Wetter, aber auch im warmen Raum
  - **Verbesserung:** durch absolute Ruhe; durch kalte Auflagen; durch Druckmassage der schmerzhaften Stellen
- dumpfe, schwere, auch pulsierende Kopfschmerzen, die **vom Nacken zu einem oder beiden Augen aufsteigen**; davor oft Sehstörungen mit verschwommener Sicht; Gefühl, als ob der Kopf im Schraubstock eingespannt sei; Kopfschmerzen durch Kummer — **Gelsemium**
  - **Verschlimmerung:** in der Sonne, durch Tabak
  - **Verbesserung:** nach dem Wasserlassen; durch Beugen des Kopfes nach hinten
- berstende Kopfschmerzen oder das Gefühl, als würde ein Nagel ins Hirn getrieben; Kopfschmerzen beginnen langsam und enden plötzlich; durch Kummer und Sorgen; treten vor allem im Bereich der Augen und Stirn auf — **Ignatia**
  - **Verschlimmerung:** durch Sonne, Rauch und Alkohol
  - **Verbesserung: durch Essen,** durch Ruhe und nachts
- migräneartiger, klopfender Kopfschmerz meist nur über einem Auge; — **Kalium bichromicum**

vor den Kopfschmerzen massive Sehstörungen mit eventuell vorübergehender Blindheit, die dann mit stärker werdenden Schmerzen wieder verschwinden; der Schmerz ist meist auf pfennigstückgroße Stellen beschränkt; häufig verbunden mit Übelkeit; müssen sich hinlegen; **als Folge einer Nasennebenhöhlenentzündung**

- **Verschlimmerung:** durch Lärm und Licht

- klopfende, hämmernde Kopfschmerzen, denen Sehstörungen (Blitze, Flimmern vor den Augen) oder auch ein taubes Gefühl an Lippen, Zunge oder Nase vorausgehen; oft verbunden mit Übelkeit und Erbrechen — **Natrium muriaticum**
  - **Verschlimmerung:** morgens beim Aufwachen; durch Sonne; vor, bei Beginn und nach der Periode
- bei Kopfschmerzen im Hinterkopf **morgens** gleich nach dem Aufstehen; vor allem bei **katerartigen Kopfschmerzen** nach Völlerei und zuviel Alkohol; Kopfschmerzen **mit Übelkeit** und Brechreiz; besonders bei schlechtgelaunten, reizbaren Menschen — **Nux vomica**
- Kopfschmerzen, die gewöhnlich **im Nacken beginnen und zu einem Auge aufsteigen** (meist rechts!); kann durch Hunger ausgelöst werden — **Silicea**
  - **Verschlimmerung:** durch geistige Anstrengung, Kälte, Licht und Lärm
  - **Verbesserung:** durch warmes Einwickeln des Kopfes, durch Ruhe,

→

K

Dunkelheit und Massieren der schmerzhaften Stelle

• Schulkopfschmerzen oder Kopfschmerzen bei Wetterwechsel	**Calcium phosphoricum**
• mit Nackenverspannungen und druckempfindlicher Halswirbelsäule; stechende, schießende, klopfende oder berstende Kopfschmerzen, meist an Hinterkopf und/oder Stirn auftretend (eher links)	**Cimicifuga**

Körpergeruch/Schweiß

• reichlicher, **säuerlicher und klebriger** Schweiß, tags und nachts; die Haut ist sehr empfindlich gegenüber Berührung	**Hepar sulfuris**
• reichlicher Schweiß, der die Wäsche gelb färbt	**Mercurius solubilis**
• starkes, nächtliches Schwitzen auf der Brust, dem Rücken und an den Schenkeln; schwitzen im Sitzen; Schweißausbrüche während der Wechseljahre	**Sepia**
• unangenehmer Körpergeruch; kalte, schweißige Füße; Hautverletzungen neigen zum Eitern	**Silicea**
• mit unreiner, ungesund aussehender Haut; starke Schweißfüße	**Sulfur**
• Schweiß nur an unbedeckten Körperstellen; bedeckte Stellen bleiben trocken	**Thuja**
• schwitzen nachts am Hinterkopf oder Nacken; Schweiß und alle anderen Körperabsonderungen riechen säuerlich	**Calcium carbonicum**

Krampfadern

- nicht entzündet; zur Straffung des Gewebes — **Calcium fluoratum**
- Venen sind schmerzhaft, erweitert und sehr berührungsempfindlich; Gefühl wie zerschlagen oder geprellt — **Arnica** oder **Ruta**
- Venen sind schmerzhaft und entzündet, mit wunden, stechenden Schmerzen — **Hamamelis**

Krämpfe

- vor allem in den Füßen, Fingern oder Zehen; aber auch krampfartiger Husten — **Cuprum metallicum**
- nächtliche Wadenkrämpfe; Muskelkrämpfe nach körperlicher Überanstrengung; Schreibkrämpfe; krampfartige Bauchschmerzen — **Magnesium phosphoricum**
  - **Verbesserung:** durch Wärme

Kummer/Trauer

- für den anfänglichen Schock, vor allem bei einem unerwarteten Todesfall — **Aconitum**
- frischer Kummer jeder Art; Menschen kommen über den Verlust eines geliebten Wesens oder Gegenstandes nicht hinweg; seufzen und weinen; bei Heimweh; stiller Kummer; launisches und hysterisches Verhalten — **Ignatia**
- bei Menschen, die nach Kummer oder einem Trauerfall depressiv werden, aber nicht bemitleidet werden wollen; hadern mit dem Tod, geben sich oder anderen die Schuld; sehr nachtragendes Verhalten; brechen plötzlich in Tränen aus — **Natrium muriaticum**

L

Laryngitis (Kehlkopfentzündung)

siehe Heiserkeit Seite 47

Lumbago

siehe Hexenschuß Seite 48

Magenübersäuerung

- durch Nervosität bei bevorstehenden Ereignissen — **Argentum nitricum**
- schon nach wenigen Bissen starkes Sodbrennen — **Lycopodium**
  - **Verschlimmerung:** durch kaltes Essen und Getränke; zwischen 16 und 20 Uhr
- mit saurem Erbrechen und Abneigung gegen Milch; Verlangen nach Eiern; Kinder essen Erde und Unverdauliches — **Calcium carbonicum**
- mit brennenden Magenschmerzen und Verlangen nach kalten Getränken, die wieder erbrochen werden, sobald sie im Magen warm geworden sind — **Phosphor**
- bitteres und saures Aufstoßen ein bis zwei Stunden nach dem Essen; besonders nach schweren, unverträglichen Speisen oder Alkohol — **Nux vomica**

Mandelentzündung (Angina)

siehe Halsschmerzen Seite 42

Menstruationsbeschwerden

- Periode zu spät mit spärlichen Blutungen; ausgelöst durch Schock, durch Ängste oder auch durch einen grippalen Infekt — **Aconitum**

- krampfartige Schmerzen vor der Periode; Blutungen „heiß“, stark und hellrot; Schweregefühl des Unterleibs während der Periode; kalte Füße und heißer Kopf — **Belladonna**
- schwache Periode oder zu frühe und starke Periode, häufig bei jungen, nervösen und blutarmen Mädchen; dabei Rücken- oder auch Kopfschmerzen — **Calcium phosphoricum**
- Periode unregelmäßig, schmerzhaft mit starken Blutungen; dabei Rückenschmerzen; ängstlich und/oder depressiv; die Schmerzen beginnen **vor** der Periode — **Cimicifuga**
- plötzliche, krampfartige Schmerzen, die vor der Periode beginnen und dann abklingen; meist bei schlanken, nervös-labilen Frauen — **Magnesium phosphoricum**
  - **Verbesserung:** durch Wärmflasche und sich Krümmen
- unregelmäßige Periode, entweder zu spät und spärlich oder verfrüht und reichlich; Frauen sind reizbar bis depressiv; eventuell Kopfschmerzen vor der Periode und Rückenschmerzen während der Blutungen — **Natrium muriaticum**
- unregelmäßige Periode; keine Periode gleicht der anderen; zu frühe, zu späte, spärliche oder reichliche Blutungen; vor der Periode Schweregefühl des Unterleibs und gespannte Brüste; krampfartige Schmerzen; weinerlich und launisch — **Pulsatilla**
  - → **bewährt bei:** junge Frauen, bei denen die erste Periode spät einsetzt

siehe auch Menstruation, Beschwerden vor der Seite 58

M

Menstruation, Beschwerden vor der (Praemenstruelles Syndrom)

- empfindliche und „heiße“, geschwollene Brüste vor der Periode; Periode oft zu früh, sehr stark und zu lang; dabei feuchtkalte Füße — **Calcium carbonicum**
- die Brüste sind empfindlich, der Bauch aufgebläht; trockene Scheidenschleimhaut; obwohl reizbar bis depressiv besteht eine Abneigung gegen Mitleid und Anteilnahme; denken nur an sich selbst — **Natrium muriaticum**
- keine Periode gleicht der anderen; oft mit dickem, weißlichem Ausfluß, der säuerlich riechen und brennen kann; überempfindlich und weinerlich; Verlangen nach Anteilnahme und Trost — **Pulsatilla**
- Periode kommt oftmals zu spät und ist spärlich; Gefühl, die Gebärmutter dränge nach unten; Morgenübelkeit; fühlen sich andauernd müde; Abneigung gegen Beruf und Familie; Frauen sind traurig bis depressiv; fühlen sich leicht angegriffen — **Sepia**
  - **Verbesserung:** nach Sport

siehe auch Menstruationsbeschwerden Seite 56
und Wechseljahrbeschwerden Seite 76

Mittelohrentzündung

siehe Ohrenschmerzen Seite 63

Mundgeruch/Geschmack, schlechter

- fauliger, stinkender Atem; morgens ist der Mund trocken; dabei bitterer Geschmack beim Aufwachen; die Zunge ist senfgelb belegt — **Kalium phosphoricum**
- abscheulicher Mundgeruch mit starkem Speichelfluß und metallischem Geschmack im Mund; entzündetes Zahnfleisch; geschwollene Zunge mit seitlichen Zahneindrücken — **Mercurius solubilis**
- mit brennenden Zungenbläschen; aufgesprungene und rissige Lippen — **Graphites**
- mit saurem Geschmack im Mund und starkem Speichelfluß — **Ignatia**
- fettiger Mundgeschmack bei trockenem Mund; es besteht aber kein Durst — **Pulsatilla**
- bitterer Mundgeschmack mit großem Durst auf kalte Getränke — **Bryonia**

Muskelkater

- nach zu langer körperlicher Anstrengung — **Arnica** (wirkt auch vorbeugend)

Nackenschmerzen

- rheumatische Nackenschmerzen, durch naßkaltes Wetter; durch Verlegen oder Verdrehen — **Rhus toxicodendron**
  - ▽ **Verschlimmerung:** bei anfänglicher Bewegung
  - △ **Verbesserung:** bei weiterer Bewegung und Wärme
- Nackenschmerzen mit **starken Muskelverspannungen** und — **Cimicifuga**

→

N

depressiver Verstimmung; die Halswirbel sind sehr druckempfindlich; Schmerzen ziehen von oben nach unten, am Rücken oder an den Armen entlang; Taubheit der Arme, als ob ein Nerv eingeklemmt wäre; dabei Kopfschmerzen, als würde ein Bolzen ins Hirn getrieben
Verbesserung: durch Wärme

- Nackenschmerzen mit Migräneanfällen; Nacken- und Schultermuskeln schmerzen; Nackenschmerzen mit Schwindel und teilweise Ohrensausen — **Gelsemium**

siehe auch Kopfschmerzen Seite 51

- Verspannungen und Schmerzen des Nackens durch Fein-, Schreib- oder Computerarbeit mit Überanstrengung der Augen — **Ruta**
  Verschlimmerung: bei feuchtkaltem Wetter

Nägel, Störungen

- allgemein bewährt — **Calcium fluoratum**
- bei schlanken, lebhaften Kindern und Erwachsenen mit **dünnen** Nägeln; Neigung zur Rachitis — **Calcium phosphoricum**
- bei dicklichen Kindern und Erwachsenen mit **dicken**, brüchigen und spröden Nägeln — **Calcium carbonicum**
- Nägel **mit weißen Punkten**; gespaltene, spröde, brüchige, aber auch dicke und deformierte Nägel; Längsrillen; eingewachsene Zehnägel; kalte Schweißfüße; Neigung zum Eitern — **Silicea**

- Nägel, die schichtweise abblättern; dicke, spröde, hornige und deformierte Nägel; Zehnägel oft seitlich eingewachsen; eventuell mit rissigen, trockenen oder nässenden Nagelbetten; oftmals besteht Verstopfung ohne Stuhldrang — **Graphites**
- sehr weiche Nägel mit Dellen, Querfurchen oder Längsrillen; weiche, abblätternde, schmutzig aussehende Nägel — **Thuja**

Nagelbettentzündung

- rot und heiß; mit klopfenden Schmerzen — **Belladonna**
- wenn rosarot; eventuell blaßrot geschwollen; dabei stechende Schmerzen — **Apis**
  - △ **Verbesserung:** durch Kälte
- mit Eiterung, die sich langsam entwickelt — **Silicea**
- mit Eiterung; stechende Schmerzen — **Hepar sulfuris**
  - ▽ **Verschlimmerung:** nachts
  - △ **Verbesserung:** durch warmes Hand- oder Fußbad
- bei rissigen, trockenen oder nässenden, eitrigen Hautausschlägen am Nagelrand — **Graphites**

Nasenbluten

- mit hellrotem Blut — **Ferrum phosphoricum**
- durch Verletzung — **Arnica**
- bei häufigem Nasenbluten; mit **dunklem Blut** — **Hamamelis**
- bei häufigem Nasenbluten; mit **hellrotem Blut** — **Phosphor**

N

Nasennebenhöhlenentzündung

- bei klopfenden Schmerzen in Stirn- und Kieferhöhle; rotes, heißes, schweißiges Gesicht; **gerötete Augen**; Schmerzen ziehen bis ins Ohr; Haut und Kopfhaar können sehr empfindlich sein — **Belladonna**
  - **Verschlimmerung:** durch Kälte und nachts; durch Erschütterung
- bei **Druckgefühl an der Nasenwurzel** und gelbem, fadenziehendem Schleim; kleine, intensive Schmerzpunkte an Wangenknochen oder Stirn — **Kalium bichromicum**
  - **Verschlimmerung:** durch Kälte
  - **Verbesserung:** durch Wärme, zum Beispiel durch Kopfdampfbad
- bei verfrorenen Patienten; hüllen den Kopf gerne ein; Kältegefühl an Kopf, Füßen und Armen; Neigung zu Kopf- und Fußschweiß — **Silicea**
  - **Verschlimmerung:** durch Kälte
  - **Verbesserung:** durch Wärme
- wenn die Nase in kalter Luft verstopft ist; Niesen durch kalten, trockenen Wind; Sekret zuerst flüssig, später dick, gelbgrünlich und übelriechend (riecht nach altem Käse); Nasenflügel wund; stechende Schmerzen in Kiefer oder Stirn; **sehr kälteempfindlich** — **Hepar sulfuris**
  - **Verbesserung:** durch Wärme, Kopfeinhüllen und Kopfdampfbad
- bei **eitrigem**, gelbgrünem und **übelriechendem Sekret**; schleimige, ätzende Absonderung macht die — **Mercurius solubilis**

Nasenöffnungen wund, krustig und geschwürig; nächtliches Nasenbluten; **übelriechender Atem und Nachtschweiß**

siehe auch Schnupfen Seite 67

Nesselsucht (Urtikaria)

siehe Hautausschläge, feucht Seite 46

Obstipation

siehe Verstopfung Seite 76

Ohrenschmerzen

Chronische oder immer wiederkehrende Ohrenschmerzen können mit den hier aufgeführten Mitteln nur unzureichend behandelt werden. Sollte der Zustand nicht schnell besser werden oder Absonderungen aus dem Ohr auftreten, dann suchen Sie bitte Ihren Arzt oder Heilpraktiker auf, um mögliche Komplikationen zu vermeiden!

- starke Schmerzen durch kalten, trockenen Wind; sie treten plötzlich und heftig auf; unruhig und ängstlich — **Aconitum**
  ▽ **Verschlimmerung:** nachts
- plötzliche, heftige und klopfende Ohrenschmerzen; Hitze- und Druckgefühl im Ohr und Kopf — **Belladonna**
- allgemein sehr nützlich im Frühstadium einer Mittelohrentzündung — **Ferrum phosphoricum**
- heftige Ohrenschmerzen, vor allem bei Kindern; **eine Wange ist rot, die andere blaß**; wollen herumgetragen werden; sind sehr jähzornig — **Chamomilla**

→

O

- starke, heftige und schießende Ohrenschmerzen nach Einwirkung von Kälte (Wind, Wetter, Wasser) — **Magnesium phosphoricum**
  - **Verbesserung:** durch Wärme
- Ohrenschmerzen im äußeren Gehörgang mit Absonderungen aus dem Ohr — **Graphites**
- bei Eiterbildung; mit stechenden Schmerzen und extremer Kälteempfindlichkeit — **Hepar sulfuris**
- Gefühl, das Ohr sei verstopft; daher schwerhörig; das Ohr ist sichtbar geschwollen und gerötet; einseitige Wangenröte; weinerlich — **Pulsatilla**
  - **Verschlimmerung:** abends und nachts

Panikattacken/Platzangst

siehe Ängste Seite 26

Polypen

Sollten die Mittel keine Wirkung zeigen, sprechen Sie bitte mit Ihrem Arzt oder Heilpraktiker. Man sollte nicht zu lange warten und Polypen gegebenenfalls auch operativ entfernen lassen!

- bei lebhaften, schlanken Kindern — **Calcium phosphoricum**
- bei eher dicklichen und trägen Kindern — **Calcium carbonicum**
- häufig wiederkehrende Erkältungen, durch nasses und feuchtes Wetter; aufgeschwemmte Kinder; fettige Haut; es können auch Warzen vorhanden sein; bei Folgen von Impfungen (zum Beispiel Fieber, grippaler Infekt, Lymphknotenschwellungen, Appetitlosigkeit) — **Thuja**

Praemenstruelles Syndrom

siehe Menstruation, Beschwerden vor der Seite 58

Prellung

siehe Verstauchung/Verrenkung/Prellung Seite 75

Reizbarkeit

- äußerst schlecht gelaunt; Menschen gehen wegen jeder Kleinigkeit in die Luft; wollen niemanden sehen und ihre absolute Ruhe haben — **Bryonia**
- heftige Zornanfälle, häufig bei Kindern; man kann ihnen nichts recht machen — **Chamomilla**
- durch Eifersucht oder Kummer; sehr launisch und hysterisch — **Ignatia**
- schlechte Laune durch Streß, Überarbeitung; Managersyndrom; gehen leicht in die Luft, vor allem wenn man sie unterbricht; Magenschmerzen durch Ärger — **Nux vomica**

Rheumatismus

siehe Gelenk- und Rückenschmerzen Seite 39

Rückenschmerzen

siehe Gelenk- und Rückenschmerzen Seite 39
und Hexenschuß Seite 48

Ruhelosigkeit

- mit Schwäche und Erschöpfung; ängstlich — **Arsenicum album**
- bei hohem Fieber mit Angst bis zur Todesangst — **Aconitum**

→

S

- mit starker, nächtlicher Ängstlichkeit; andauernder Bewegungsdrang; können deshalb nicht im Bett bleiben — **Rhus toxicodendron**

Schlafstörungen

In der Homöopathie gibt es kein Schlafmittel im üblichen Sinne. Dennoch gibt es viele Mittel, die Schlafstörungen verbessern und auch heilen können. Wichtig dabei ist, die Ursache für den gestörten Schlaf zu finden. Einige bewährte Mittel sind aufgeführt. Sollte nicht der gewünschte Erfolg auftreten, dann sprechen Sie mit Ihrem Arzt oder Heilpraktiker!

- durch Angst; mit Unruhe — **Arsenicum album**
- durch Aufregung wegen kommender Ereignisse (Vorstellungsgespräch, Examen ...) — **Argentum nitricum**
- nach geistiger Anstrengung — **Kalium phosphoricum**
- nach körperlicher Anstrengung; sind übermüdet; empfinden das Bett als zu hart — **Arnica**
- durch Gedanken überwach; können nicht abschalten; durch übermäßige Freude; eventuell mit nervösem Herzen; als Folge von Kaffeegenuß — **Coffea**
- durch frischen Kummer; mit viel Seufzen und Gähnen — **Ignatia**
- durch langjährigen Kummer — **Natrium muriaticum**
- mit nächtlichem Kopfschweiß — **Calcium carbonicum**
- bei Kindern, vor allem während des Zahnens; sind ärgerlich, reizbar und möchten herumgetragen werden — **Chamomilla**

- bei reizbaren, ärgerlichen Menschen; Workaholics, die dauernd mit ihrer Arbeit beschäftigt sind; nach Kaffee-, Nikotin-, Alkohol-, Medikamenten- und Drogenmißbrauch — **Nux vomica**

Schnupfen

- scharfer, wundmachender Fließschnupfen mit milden Tränen; dabei rauhe Stimme oder abgehackt klingender Husten; als Folge von Wind und Kälte — **Allium cepa**
- dünnes, wäßriges und brennendes Nasensekret; sie sind verfroren, unruhig und ängstlich; dabei durstig — **Arsenicum album**
  - **Verschlimmerung:** in der Kälte
  - **Verbesserung:** im Warmen
- milder Schnupfen mit reichlichem Niesen; heiße und brennende Tränen; dabei lichtscheu — **Euphrasia**
- dickes, fadenziehendes, gelbes Nasensekret; mit rauher Stimme und kitzligem Husten; nützliches Mittel bei schniefenden Kindern — **Kalium bichromicum**
- häufiges Niesen und ständig laufende Nase — **Natrium muriaticum**
- als Folge von Kälte und Luftzug; nachts oder im Freien ist die Nase verstopft und trocken; tagsüber oder im warmen Zimmer besteht Fließschnupfen; heftiger Juckreiz in der Nase mit Niesen; Patienten sind sehr kälteempfindlich und reizbar — **Nux vomica**

→

S

- mildes, dickes, gelbgrünes Nasensekret; abwechselnd Fließ- oder Stockschnupfen; Geruchssinn ist oftmals beeinträchtigt; Verlangen nach frischer Luft — **Pulsatilla**
  - **Verschlimmerung:** am Abend
  - **Verbesserung:** durch frische Luft (Stockschnupfen)

→ als Spezifikum hat sich *Luffa* sehr bewährt

siehe auch unter Heuschnupfen Seite 48, Nasennebenhöhlenentzündungen Seite 62 und im Kapitel „Spezielle Tips bei Kindern" Seite 79

Schock nach Unfall und Verletzung

- bei jeder Art von Schock- oder Panikzustand nach einem Unfall — **Aconitum**
- beim Verletzungsschock — **Arnica**

Schweiß

siehe Körpergeruch Seite 54

Schwindel (Vertigo)

Länger bestehende Schwindelzustände müssen immer medizinisch abgeklärt werden. Sprechen Sie mit Ihrem Arzt oder Heilpraktiker!

- mit Unruhe, Angst und zittriger Schwäche der Beine; beim Schauen in die Höhe oder Tiefe; auf dem Wasser; eventuell mit Ohrensausen — **Argentum nitricum**
  - **Verschlimmerung:** im Dunkeln, bei geschlossenen Augen
- nach Kopfverletzung **(zuerst jedoch durch den Arzt abklären lassen)** — **Arnica**

- mit Schmerzen im Nacken, die bis zur Stirn ziehen können; eventuell mit Ohrensausen — **Gelsemium**
- nervöser Schwindel; durch Erschöpfung und Schwäche — **Kalium-phosphoricum**
- durch Blutandrang im Kopf — **Ferrum phosphoricum**
- **Verschlimmerung:** beim Drehen im Bett; beim Bücken; evtl. mit Ohrensausen — **Belladonna**
- mit Übelkeit, Brechreiz und Kopfschmerzen (zum Beispiel nach Alkohol oder durch Einatmen giftiger Dämpfe) — **Nux vomica**
- mit Übelheit und Erbrechen — **Bryonia**
  - **Verschlimmerung:** beim Aufstehen

Sehnenscheidenentzündung

- als erstes Mittel — **Arnica**
- wenn jede Bewegung schmerzt; vor allem wenn reibende Schmerzen vorhanden sind — **Bryonia**
- anfängliche Bewegung schmerzt — **Rhus toxicodendron**
  - **Verbesserung:** durch leichte, fortlaufende Bewegung

Sehnenzerrung

- sehr berührungsempfindlich; jede Bewegung schmerzt; Kranke fühlen sich lahm und zerschlagen — **Arnica**
- anfängliche Bewegung schmerzt — **Rhus toxicodendron**
  - **Verschlimmerung:** durch Überanstrengung

→

S

- **Verbesserung:** durch leichte, fortlaufende Bewegung

***Arnica* eignet sich bei allen frischen Sehnenzerrungen als Erste-Hilfe-Mittel. Nach der Erstanwendung mit Arnica werden dann, entsprechend den nun vorzufindenden Symptomen, *Arnica* oder *Rhus toxicodendron* im Wechsel mit *Ruta* gegeben**

Sodbrennen/saures Aufstoßen

durch Nervosität und Aufregung (zum Beispiel Prüfungsangst)	**Argentum nitricum**
Sodbrennen, schon nach kleinen Mahlzeiten; mit krampfartigen Schmerzen; oftmals zwischen 16 und 20 Uhr	**Lycopodium**
mit starken Blähungen; bei meist verfrorenen Patienten, eventuell mit bläulichen Lippen und Verlangen nach frischer Luft	**Carbo vegetabilis**
Sodbrennen mit brennenden Magenschmerzen und großem Durst	**Phosphor**

siehe auch Magenübersäuerung Seite 56

Sonnenallergie

siehe Hautausschlag, feucht Seite 46

Sonnenbrand

wenn die Haut brennt, trocken, rot und heiß ist, auch klopfendes Gefühl oder Schmerzen können vorhanden sein	**Belladonna**
wenn sich Bläschen bilden	**Cantharis**

Streß

- bei starkem emotionalem, psychischem Streß (zum Beispiel bei Unfällen), bei starken Ängste bis hin zur Todesangst;
  starke Ruhelosigkeit hervorgerufen durch die Ängste; nützlich bei Panikattacken — **Aconitum**
- körperliche und geistige Erschöpfung durch Überarbeitung und Streß; Menschen sind ängstlich und besorgt; dabei verwirrt und vergeßlich — **Kalium phosphoricum**
- bei Mangel an Selbstbewußtsein, dauernde Angst, dem Streß nicht mehr gewachsen zu sein; Streß kann Auslöser für Depressionen und Gedächtnisschwäche sein (die Anlage ist dafür aber meist schon vorhanden); Abneigung, alleine zu sein und ein Bedürfnis nach Gesellschaft; Unfähigkeit, mit neuen Situationen zurechtzukommen; Menschen vertragen keinen Widerspruch und gehen wegen Kleinigkeiten in die Luft — **Lycopodium**
- beim müden, ausgelaugten, überarbeiteten Managertyp, der nicht aufhören kann, über seine Arbeit zu grübeln und wegen Sorgen und Problemen nicht schlafen kann; oftmals ein zu starker Konsum an zu reichlichem Essen, Kaffee, Tabak und Alkohol; Neigung zu Magengeschwüren; Beschwerden durch zu viele Schlaf-, Kopfschmerz-, Magen- und Beruhigungsmittel — **Nux vomica**

U

Übelkeit und Erbrechen

Bei andauerndem Erbrechen sprechen Sie bitte zur Abklärung mit Ihrem Arzt oder Heilpraktiker, insbesondere bei Säuglingen und Kleinkindern!

- wenn Durchfall und Erbrechen zusammen auftreten (**Brechdurchfall**); dabei Kälte- und Schwächegefühl mit Unruhe und Ängstlichkeit; durstig, aber Getrunkenes wird sogleich wieder erbrochen — **Arsenicum album**
- nach zu schwerem Essen, Alkohol und bei leichten Vergiftungen; **Würgen, ohne richtig erbrechen zu können**; häufiges Aufstoßen — **Nux vomica**
- Übelkeit wird nicht besser durch Erbrechen; eventuell mit Schwindel und Kopfschmerzen; Zunge ist feucht und ohne Belag; dabei reichlicher Speichelfluß — **Ipecacuanha**
  - **Verschlimmerung:** durch Bewegung und Hitze
- Erbrechen von fadenziehendem Schleim; die Zunge ist dabei schmutziggelb belegt; bei Alkoholikern (besonders bei Biertrinkern) — **Kalium bichromicum**
- Erbrechen, sobald Essen oder Trinken in den Magen kommen; Sodbrennen; brennende Schmerzen und großer Durst — **Phosphor**

siehe auch Verdauungsstörungen Seite 73 und das Kapitel „Spezielle Tips bei Kindern“ Seite 79

Übergewicht, krankhaftes (Adipositas)

- mit sehr starkem Appetit; Verlangen nach Eiern; Neigung zu Drüsenschwellungen — **Calcium carbonicum**
- oft mit Hautproblemen verbunden — **Graphites**

Urtikaria (Nesselsucht)

siehe Hautausschläge, feucht Seite 46

Verbrennungen

- bei jeder Art von Verbrennung oder Verbrühung — **Cantharis**

Verdauungsstörung/Magenverstimmung

- Früchte, Fisch, Saures und kalte Getränke werden nur schwer verdaut; es kommt zu Erbrechen und Durchfall; nach verdorbener Nahrung, besonders nach verdorbenem Fisch und Fleisch, mit Brechdurchfall; appetitlos und schwach nach erschöpfenden Krankheiten; durstig auf warme Getränke; ängstlich und unruhig — **Arsenicum album**
- Verdauungsstörung nach dem Essen von zu kohlenhydratreicher Kost, vor allem Schokolade und anderen Süßigkeiten; **viele Darmgeräusche und Blähungen**; Kranke vertragen nichts Enges um den Bauch — **Lycopodium**
- träger Magen **mit starkem Gasbauch**, Atembeklemmungen und **Luftaufstoßen**; bekommen beim Essen und vor allem nach Alkohol leicht einen roten Kopf; kalter Körper mit — **Carbo vegetabilis**

→

V

Schwindel, Schwäche und Übelkeit; Blähungen mit Ohrgeräuschen

- bei Verdauungsstörungen, die gleich nach dem Essen oder nach kalten Getränken, die im überhitzten Zustand zu sich genommen werden, auftreten; Gefühl, als läge ein Stein im Magen, **mit großem Durst**; Übelkeit und Erbrechen — **Bryonia**
  - **Verschlimmerung:** durch die geringste Bewegung
- Verdauungsstörung nach Durcheinanderessen; Unverträglichkeit von Fett oder Eis; Gefühl als läge ein Stein im Magen und **kaum Durst**; ranziges Aufstoßen, Übelkeit und Erbrechen (circa ein bis zwei Stunden nach dem Essen) — **Pulsatilla**
- Verdauungsstörungen nach zu schwerem Essen, bei verdorbenem Magen, nach zu viel Alkohol, Nikotin und Arzneimittel; Kranke müssen sauer und bitter aufstoßen; Brechreiz und Würgen, ohne richtig Erbrechen zu können; krampfartige Magen- und Bauchschmerzen; krampfartige Verstopfung; Gefühl, als läge ein Stein im Magen und **mäßiger Durst** — **Nux vomica**
  - **Verschlimmerung:** morgens, durch Kälte und Ärger
  - **Verbesserung:** durch Wärme und Ruhe

→ allgemein empfiehlt sich als Spezifikum *Okoubaka* einzunehmen

siehe auch unter Verstopfung Seite 76, Blähungen Seite 30, Übelkeit und Erbrechen Seite 72 und im Kapitel „Spezielle Tips bei Kindern“ Seite 79

V

Verletzungen

● bei jeder Art von Verletzung, zum Beispiel Prellungen, Quetschungen, Verstauchungen, Blutungen, (Schnitt-) Wunden	**Arnica**
● bei extrem schmerzhaften Schürfwunden; bei Nervenverletzungen (auch als Hypericum-Salbe* äußerlich)	**Hypericum**
● bei Prellungen und Verletzungen des Gesichts; beim blauen Auge	**Symphytum**
● bei Knochenprellungen △ **Verbesserung:** durch Wärme	**Ruta**

ist die Haut noch intakt, dann mit einer *Arnica-Salbe, ist die Haut verletzt worden, mit einer *Calendula-Salbe** auch äußerlich behandeln.**

Verstauchung/Verrenkung/Prellung

● als erstes Mittel; vor allem wenn Quetschungen und Blutergüsse vorhanden sind	**Arnica**
● wenn jede Bewegung schmerzhaft ist △ **Verbesserung:** durch Ruhe	**Bryonia**
● wenn das Gelenk heiß, rot und geschwollen ist; dabei ziehende Schmerzen △ **Verbesserung:** durch Wärme und leichte, fortlaufende Bewegung	**Rhus toxicodendron**
● wenn der Knochen geprellt ist ▽ **Verschlimmerung:** durch Kälte	**Ruta**
● bei Prellung der Wirbelsäule und des Steißbeins	**Hypericum**

---

* An Stelle der Salben haben sich bei frischen oder nässenden Hautverletzungen Umschläge mit der verdünnten **Tinktur** des jeweiligen Mittels (25 Tropfen auf 100 ml Wasser) bewährt.

V

Verstopfung (Obstipation)

trockener, harter Stuhl mit dem Gefühl, er sei zu groß, um ihn zu lassen	**Bryonia**
man fühlt den Stuhl, hat aber kein Bedürfnis, ihn zu lassen; Verstopfung ohne Drang, mit großen und schwierig zu lassenden Stühlen	**Graphites**
krampfartige Verstopfung, vergeblicher Stuhldrang; wollen, aber können nicht	**Nux vomica**
mit dem Gefühl, daß der Stuhl zurückschlüpft, sobald er halb draußen ist; Stuhl ist hart und groß; Stuhlgang ist mit großer Anstrengung verbunden	**Silicea**
Verstopfung und Durchfall im Wechsel; harter, trockener Stuhl; Gefühl, nicht fertig zu sein; der After brennt	**Sulfur**

Warzen

Die Homöopathie kennt etliche Mittel gegen Warzen. Hier wird nur das gängigste Mittel aufgeführt. Sollten Sie damit keinen Erfolg haben, sprechen Sie mit Ihrem Arzt oder Heilpraktiker!

eher fleischige, große, einzelstehende und berührungsempfindliche Warzen mit rotem Hof, rissiger Oberfläche und von dunkler, gelbbrauner Farbe	**Thuja**

Wechseljahrbeschwerden (Klimakteriumsbeschwerden)

wenn vor allem das Gesicht leicht heiß, rot und schweißig wird; die Schleimhäute von Mund und Scheide sind dagegen trocken	**Belladonna**

- Hitzewallungen bei launischen, leicht in Tränen ausbrechenden Frauen; eher beim blonden, blauäugigen Typ — **Pulsatilla**
  - **Verbesserung:** an der frischen Luft
- Abneigung gegen Sex; Geschlechtsverkehr bereitet Schmerzen; Hitzewallungen; Schweißausbrüche; Schwindel und Ohnmachtsgefühle; Senkungsbeschwerden, mit nach unten drängendem Unterleib; eher beim dunkelhaarigen, braunäugigen Typ, mit braungelber Pigmentierung (typisch auf dem Nasensattel) — **Sepia**
- bei Neigung zu Depressionen, Angstgefühlen und zur Verzweiflung; mit Rücken-, Nacken- oder Kopfschmerzen — **Cimicifuga**

Zahnschmerzen

Suchen Sie Ihren Zahnarzt auf!

- wenn die Wange geschwollen ist; **vor und nach dem Zahnarztbesuch**; mindert Entzündung und Schwellung — **Arnica**
- bei plötzlichen, starken, schießenden Zahnschmerzen — **Aconitum**
  - **Verschlimmerung:** durch kalten Wind oder Getränke
- bei plötzlichen, heftigen, **klopfenden Zahnschmerzen**; rote Wange; Pupille auf der schmerzhaften Gesichtsseite größer — **Belladonna**
  - **Verschlimmerung:** durch jede Bewegung des Mundes und beim Berühren des Zahnes

→

Z

• bei schlechten Zähnen und Zahnzerfall	**Calcium fluoratum**
• bei Zahnschmerzen mit einer roten und einer blassen Wange; sehr heftige Schmerzen; bewährt **beim Zahnen der Kinder**; sind sehr reizbar und ärgerlich	**Chamomilla**
• wenn der Zahn noch schmerzt, obwohl er entfernt worden ist (Phantomschmerz)	**Hypericum**
• Zahnschmerz **durch Heißes und Kaltes**; dabei **übler Mundgeruch**; am Zungenrand finden sich Zahneindrücke; vermehrte Speichelbildung; bei schmerzhafter Zahnwurzel ▽ **Verschlimmerung:** nachts △ **Verbesserung:** durch Reiben der schmerzhaften Wange	**Mercurius solubilis**

Spezielle Tips bei Kindern

In diesem Kapitel finden Sie noch ein paar gute Ratschläge bei der Behandlung von Kindern. Bei den aufgeführten Beschwerden haben sich die empfohlenen Mittel gut bewährt. Sie werden feststellen, daß die Behandlung bei Kindern, im Vergleich mit Erwachsenen manchmal etwas schwieriger sein kann. Sie müssen meist besser beobachten, weil Sie nicht so viel Fragen stellen können. Andererseits sprechen Kinder oftmals besser auf die Mittel an als Erwachsene. **Bitte überprüfen Sie auch hier Ihre Mittelwahl anhand der Leitsymptome (ab Seite 85) und beachten Sie die Hinweise bei den jeweiligen Erkrankungen** im Kapitel: „Krankheitssymptome von A–Z und deren Behandlung" (ab Seite 24)!

Sollten die Krankheitssymptome stark, sehr heftig und ungewöhnlich sein oder nicht besser werden, dann suchen Sie bitte einen Arzt oder qualifizierten Heilpraktiker auf.

Durchfall

• Durchfall, Übelkeit und Aufstoßen nach viel Süßem	**Argentum nitricum**
• Kinderdurchfall, vor allem nach Milch und Fett, weißlich, wäßrig mit Unverdautem und saurem Geruch	**Calcium carbonicum**
• Durchfall nach Fruchtsaft und kalten Getränken oder während des Zahnens, mit grünlichem, schleimigem, unverdautem Stuhl	**Calcium phosphoricum**

Erbrechen

Babys, die andauernd gestillt werden wollen und sich leicht erbrechen	**Calcium phosphoricum**
Babys, die keine Milch, auch die Muttermilch nicht mögen; Milch verursacht sauren Durchfall und saures Erbrechen; Aufstoßen und Sodbrennen, vor allem durch Milch, die häufig in sauren Klumpen erbrochen wird	**Calcium carbonicum**
Würgreiz und Erbrechen bei sensiblen Kindern; bei Kummer, Aufregung, Bestrafung oder Liebesentzug **Verbesserung:** durch Essen und Trinken	**Ignatia**
Säuglingserbrechen; die Milch wird nach dem Trinken gleich wieder erbrochen; nach dem Erbrechen sofort wieder Hunger; dabei schwach und schläfrig; eventuell mit krampfartigen Durchfällen und lautem Schreien	**Aethusa***

Insektenstiche

bei Bienenstichen	**Apis**
bei Insektenstichen mit bienenstichartiger „allergischer" Reaktion → **bewährt bei:** Insektenstichen mit Hautjucken hat sich *Cardiospermum* (als Tropfen oder **Salbe** – innerlich und **äußerlich**)	**Apis**

* **Aethusa** (Hundspetersilie) D12 oder C6 hat sich beim Säuglingserbrechen sehr bewährt. Da es ansonsten nicht mehr aufgeführt ist, fehlen die Leitsymptome. Anwendung und Dosierung wie üblich bei Kleinkindern.

Knochenschmerzen

bei nächtlichen Knochenschmerzen in der Wachstumsphase	**Calcium phosphoricum**

Nabelkolik

Nabelkolik bei sehr sensiblen Kindern, durch Kummer, Bestrafung und Liebesentzug	**Ignatia**
Nabelkolik bei schlanken und lebhaften Kindern	**Calcium phosphoricum**

Säuglingsschnupfen, trockener

schniefende, kleine Kinder mit verstopfter Nase, die dadurch schwer atmen und saugen können; erwachen nachts mit plötzlicher Atemnot **Verschlimmerung:** nachts; in kalter, trockener Luft	**Sambucus nigra***

Schulprobleme

beim Schulkopfschmerz	**Calcium phosphoricum**
bei Schul- und Prüfungsangst	**Gelsemium**

* **Sambucus nigra** D3 hat sich beim trockenen Säuglingsschnupfen mit verstopfter Nase sehr bewährt. Da es ansonsten in diesem Ratgeber nicht mehr aufgeführt ist, fehlen die Leitsymptome. Anwendung und Dosierung wie üblich bei Kleinkindern.

Verdauungsstörung

Verdauungsstörungen nach einer Geburtstagsparty mit zu vielem und reichlichem Essen	**Nux vomica**
Verdauungsstörungen nach zu viel Eis oder Fettem	**Pulsatilla**

Verletzungen/Verbrühungen

bei Verletzungen aller Art, vor allem wenn der Patient geschockt erscheint	**Arnica**
durch Einklemmen/Quetschen der Finger	**Hypericum**
beim Verbrühen des Mundes	**Cantharis**

Zahnungsbeschwerden

wenn die Zähne kommen (Zahnungsschmerzen)	**Chamomilla**
verspätetes Zahnen, bei lebhaften, schlanken und eher ängstlichen Kindern	**Calcium phosphoricum**
verspätetes Zahnen, bei dicken oder dickbäuchigen, großköpfigen Kindern	**Calcium carbonicum**

Wie Sie noch im folgenden Kapitel „Die homöopathischen Mittel und charakteristische Leitsymptome" erkennen werden, passen viele Mittel zu einem bestimmten Menschentyp beziehungsweise zu einem bestimmten Verhaltensmuster (Ärger, Zorn, Kummer, Reizbarkeit ...). Trifft eine der folgenden Beschreibungen auf Ihren kleinen Patienten zu, dann haben Sie meist schon das richtige Mittel gefunden:

Denken Sie bei ...	an ...
→ ärgerlichen, leicht reizbaren Kindern, die andauernd etwas haben wollen, sobald sie es aber bekommen, es ärgerlich wieder wegschmeißen. Sie werfen sich unruhig hin und her, strampeln und schreien. Sie wollen herumgetragen werden und brauchen andauernde Aufmerksamkeit. Oftmals ist eine Wange blaß, die andere rot. Sie haben Zahn- oder Bauchschmerzen mit Durchfall, der wie gehackter Spinat aussieht.	Chamomilla
→ gedunsenen, dicklichen oder dickbäuchigen, oft hellhaarigen Kindern mit großem Kopf und Neigung zu kalten Schweißfüßen oder nächtlichen Kopfschweißen. Sie frieren und erkälten sich leicht, vertragen keine Milch, haben saure Durchfälle oder neigen zu saurem Erbrechen. Sie essen gerne Eier und Unverdauliches, wie Kreide, Steine oder Erde. Sie sind oftmals geistige oder körperliche Spätentwickler (zum Beispiel beim Zahnen, Laufen oder Sprechen lernen, Wachstums- und Lernstörungen).	Calcium carbonicum

Denken Sie bei …	an …
→ lebhaften, schlanken, sensiblen und leicht erschöpften, oft dunkelhaarigen Kindern mit schwacher Wirbelsäule, schlechter Knochenentwicklung und dünnem, langem Hals. Die Zähne kommen oftmals schmerzhaft und zu spät. Kinder sind häufig ungeduldig, ängstlich und unkonzentriert und neigen zu Schulkopfschmerzen. Sie schwitzen nachts an Kopf und Hals und leiden oftmals unter Blähungen und Durchfall.	Calcium phosphoricum
→ sanften, nachgiebigen und verzagten Kindern, vor allem Mädchen, die häufig hellhäutig, blauäugig und blond sind. Sie sind oft sehr launisch und weinerlich und von ängstlicher Natur. Sie sind nicht gerne allein, haben Angst im Dunkeln und wollen umsorgt und getröstet werden.	Pulsatilla
→ leicht reizbaren, nicht ruhigzustellenden Kindern. Sie schmollen leicht und weigern sich dann zu sprechen. Wollen sie etwas, dann kann es ihnen nicht schnell genug gehen. Sie stecken voller Ideen und Einfallsreichtum. Sie sind meist unordentlich und ganz sicher keine „Sauberkeitsfanatiker“. Waschen tun sie sich nur ungern. Sie haben nachts oft heiße Füße und decken sich dann auf (Babys strampeln sich frei). Sie sind meist hungrig und durstig. Lippen, Mund, Nasenlöcher, Augenlider und Po sind oft rot oder wund. Allgemein neigt die Haut zu Unreinheiten und ist meist trocken, schuppig und rauh.	Sulfur

Die homöopathischen Mittel und charakteristische Leitsymptome

In diesem Kapitel werden die bereits erwähnten Mittel noch einmal alphabetisch aufgeführt. Während das Kapitel „Krankheitssymptome von A–Z“ ab Seite 24 bestimmte Krankheitssymptome einem Mittel zuordnet, werden nun für diese Mittel die wichtigsten allgemeinen Symptome (Leitsymptome) beschrieben.
Sollten nun bei Ihrer Suche nach dem richtigen Mittel mehrere oder verschiedene in Frage kommen, dann lesen Sie die Leitsymptome für die einzelnen Mittel durch. Suchen Sie die Leitsymptome aus, die Ihren Krankheitssymptomen am ähnlichsten sind. Das zu diesen Leitsymptomen passende Mittel wenden Sie dann bei Ihren Beschwerden an. Bedenken Sie, daß nicht alle aufgeführten Symptome bei Ihrem Fall zutreffen müssen. Wichtig ist die **Ähnlichkeit**! Die Rubrik **„paßt zu:“**, die Sie bei etlichen Mitteln finden, skizziert kurz einen Menschentyp, beziehungsweise bestimmte Verhaltensmuster eines Kranken, die für dieses Mittel typisch sind. Diese Beschreibung muß nicht unbedingt auf den Patienten passen. Sollten aber Krankheitssymptome und Menschentyp, beziehungsweise Verhaltensmuster übereinstimmen, dann gehört das Mittel mit in die engste Auswahl. Die Rubrik **„bewährt bei:“** führt einige Beschwerden auf, bei denen sich ein Mittel besonders bewährt hat. Bei den aufgeführten Krankheiten gehört es somit in die engere Auswahl. Am Ende werden noch einige Spezifika erwähnt, die bei den einzelnen Krankheitssymptomen in Kursivschrift aufgeführt worden sind.

Zeichenerklärung:
▲ = Verbesserung sämtlicher Symptome
▼ = Verschlimmerung sämtlicher Symptome

A

Aconitum (Blauer Eisenhut)

- bei allen Beschwerden, die **akut, plötzlich, mit aller Heftigkeit auftreten**
- plötzlicher, **rascher, sehr hoher Fieberanstieg** mit hartem, schnellem Puls
- die Haut ist **heiß und trocken**, Schwitzen erleichtert und senkt das Fieber
- das gerötete Gesicht wird beim Aufsitzen blaß
- bei Folgen von trockener Kälte und von kaltem Wetter oder Wind
- bei Folgen von Schreck und Schock
- bei unerträglichen Schmerzen
- dabei körperliche und geistige Unruhe
- bei Panik und Panikattacken oder großer Angst bis Todesangst
- es besteht **großer Durst** auf kalte Getränke
- **Verschlimmerung:** um Mitternacht; durch Wärme; durch kalten Wind
- **Verbesserung:** bei frischer Luft; durch Aufdecken der Patienten
- → **bewährt bei:** als erstes Mittel bei allen akuten (fieberhaften) Entzündungen mit oben genannten Symptomen

Allium cepa (Küchenzwiebel)

Die Küchenzwiebel ist ein schönes Beispiel für das Prinzip der Homöopathie. Jedem wird die Wirkung einer scharfen, frisch geschnittenen Zwiebel bekannt sein. Wem nicht, der kann es leicht an sich ausprobieren: Augen und Nase tränen ... Nach den Gesetzen der Homöopathie muß nun die Küchenzwiebel in homöopathischer Potenz bei Erkrankungen mit ähnlichen Symptomen helfen, wie sie beim Riechen oder Essen

einer geschnittenen Zwiebel auftreten. Daher hat Allium cepa folgende Leitsymptome:

- Niesreiz mit Fließschnupfen und wäßrigem, sehr scharfem, wundmachendem Nasensekret
- rote Augen, Augenbrennen und Tränenfluß, wobei die Tränen die Augen nicht reizen
- Kratzen und Jucken im Hals oder eine rauhe Stimme
- hackender Husten, vor allem beim Einatmen von kalter Luft
- **Verschlimmerung:** abends und im Warmen
- **Verbesserung:** in der frischen Luft und in kühlen Räumen
- → **bewährt bei:** Heuschnupfen und bei Erkältung, als Folge von Kälte, Wind und Feuchtigkeit, wenn oben genannte Symptome vorhanden sind

Apis (Honigbiene)

Wie die Küchenzwiebel ist auch die Honigbiene ein schönes Beispiel für das Prinzip der Homöopathie. Den meisten wird auch der Stich einer Biene wohl bekannt sein: blaßrote Schwellung, stechende Schmerzen, Besserung durch Kälte ... Nach dem homöopathischen Gesetz der Ähnlichkeit hilft somit Apis bei Krankheiten mit ähnlichen Symptomen:

- die Haut oder Schleimhaut ist geschwollen, blaßrot und heiß
- brennende, stechende Schmerzen
- die schmerzhaften Stellen sind sehr empfindlich
- Gefühl, der Hals oder die Blase sei zugeschnürt
- fehlender Durst

→

A

- sehr ruhelos, fehlende Konzentration
- **Verschlimmerung:** durch Wärme und Hitze, bei Berührung, nach dem Schlaf, am Spätnachmittag
- **Verbesserung:** an der frischen Luft; durch kalte Bäder und Umschläge
- → **bewährt bei:** Insektenstiche, besonders bei Bienenstichen, Hautausschlägen, Gelenkbeschwerden, Hals- und Blasenentzündungen mit oben genannten Symptomen

Argentum nitricum (Silbernitrat)

- bei vielen Angstzuständen einsetzbar: Höhen- und Tiefenangst, Platzangst, Angst vor Krankheit, Krankenhaus und bevorstehenden Ereignissen (zum Beispiel Prüfung, Vorstellungsgespräch)
- bei nervösem Schwindel mit weichen Beinen; eventuell mit Rauschen in den Ohren; vor allem nach geistiger Überanstrengung, bei Reisekrankheit und bei Ängsten
- sehr impulsiv im Denken und Handeln
- bei Durchfall vor Verabredungen und Terminen
- starkes Verlangen nach Zucker (auch nach Käse und Salzigem)
- ständiges Aufstoßen mit Erbrechen und Übelkeit
- bei krampfartigen Bauchschmerzen mit starken Blähungen
- splitterartige Schmerzen
- kaltes, eventuell taubes Gefühl in Händen und Füßen
- **Verschlimmerung:** in der Wärme; nach Zucker (auch nach Käse und Salzigem); körperliche Symptome verschlechtern sich durch oben genannte Ängste

Arnica (Bergwohlverleih)

- **wichtigstes und erstes Mittel bei allen Verletzungen** und beim Verletzungsschock
- bei Prellungen, Quetschungen, Verstauchungen, Blutungen ...
- bei körperlicher Überanstrengung mit Muskelkater
- fühlen sich zerschlagen, wund und lahm
- das Bett fühlt sich zu hart an, sie sind deshalb ruhe- und schlaflos
- überempfindlich, möchten nicht berührt werden
- wollen allein gelassen werden; sagen, obwohl krank, daß alles mit ihnen in Ordnung sei
- **Verschlimmerung:** durch Berührung und Bewegung; im Feuchtkalten
- **Verbesserung:** im Liegen

Arsenicum album (Weißes Arsenik)

paßt zu: sehr ordentlichen, pünktlichen und zur Perfektion neigenden Menschen; intelligenten Menschen mit überkritischer Einstellung anderen gegenüber; können sehr lehrhaft und besserwisserisch sein

- ruhelos, unruhig, getrieben
- oft entkräftet, schwach und nach der geringsten Anstrengung erschöpft
- haben Angst um ihre Gesundheit, vor dem Alleinsein
- bei brennenden Schmerzen
  - **Verbesserung:** durch Wärme
- starker Durst mit Verlangen nach warmen Getränken, die dann schlückchenweise getrunken werden

→

- bei Brechdurchfall, zum Beispiel durch Lebensmittelvergiftungen (vor allem Fisch und Fleisch)
- bei Hauterkrankungen
- **Verschlimmerung:** nach Mitternacht, durch Kälte, durch kaltes und nasses Wetter
- **Verbesserung:** durch Wärme und warme Getränke
- → **bewährt bei:** Brechdurchfall und Lebensmittelvergiftungen

Belladonna (Tollkirsche)

- bei akuten, plötzlich auftretenden und schmerzhaften Erkrankungen
- bei Erkrankungen mit hohem Fieber, rotem Gesicht, heißem, schweißigem Kopf und kalten Händen und Füßen; dampfen unter der Bettdecke, möchten aber nicht aufgedeckt werden; kein Durst während des Fiebers; der Puls ist schnell, hart und klopfend
- als Folge von feuchtkaltem Wetter, nassen Haaren und Luftzug
- bei Entzündungen mit Hitze, Röte und brennenden oder klopfenden Schmerzen
- die Pupillen sind oftmals vergrößert
- sehr empfindlich gegen Erschütterungen, Lärm und grelles Licht
- trockener Mund mit Abneigung gegen Wasser
- keine Angst (wie bei Aconitum), dafür fiebrige Benommenheit mit Alpträumen
- krampfartige Schmerzen im Bauch, Hals und Unterleib
- **Verschlimmerung:** nachmittags und abends; durch Berührung, Erschütterung und Lärm; beim Hinlegen

- **Verbesserung:** in Ruhe, im aufrechten Sitzen, beim Rückwärtsbeugen des Kopfes
- → **bewährt bei:** alle akuten Entzündungen, Kopfschmerzen und kolikartigen Schmerzen mit oben genannten Symptomen, vor allem wenn sie plötzlich kommen und gehen oder rechtsseitig auftreten; oft als Folgemittel nach Aconitum, wenn es zum Beispiel bei Fieber zum Schweißausbruch gekommen ist und Aconitum nicht mehr hilft.

Bryonia (Rotbeerige Zaunrübe)

paßt zu: sehr reizbaren, jähzornigen Menschen; wollen in Ruhe gelassen werden und zu Hause sein; sprechen andauernd vom Geschäft und haben Angst vor finanziellen Schwierigkeiten

- Beschwerden nach heißen Tagen; vor allem wenn es davor kühl gewesen ist
- bei stechenden, ziehenden Schmerzen
  - **Verschlimmerung:** durch die geringste Bewegung
  - **Verbesserung:** durch absolute Ruhe
- alle Schleimhäute sind äußerst trocken
- daher großer Durst auf kalte Getränke, die in großen Zügen getrunken werden; oft mit trockenen, rissigen Lippen und bitterem Geschmack
- starke Verstopfung mit trockenem, hartem Stuhl
- bei Verstauchungen und Zerrungen
- Essen liegt wie ein Stein im Magen (auch Nux vomica und Pulsatilla)
- **Verschlimmerung:** durch Bewegung; Hitze und Wärme (bei Gelenkbeschwerden kann Wärme auch lindern); durch Ärger und Aufregung
- **Verbesserung:** durch Ruhe; durch festen Druck (liegen daher gerne auf der schmerzhaften Seite); an der frischen Luft; durch kalte Getränke

→

B

→ **bewährt bei:** Gelenkbeschwerden, Kopfschmerzen, Verdauungsbeschwerden und trockener Husten, eventuell mit Brustschmerzen, wenn oben genannte Symptome vorhanden sind

Calcium carbonicum (Austernschalenkalk)

paßt zu: dicklichen, aufgedunsenen Menschen, mit aufgequollenem Aussehen; sind meist ruhig und schüchtern oder auch ängstlich und mutlos; bewährtes Kindermittel!
siehe auch Seite 83

- Mangel an Spannkraft
- Erschöpfung und Atemnot nach der geringsten Anstrengung, dabei Schweißausbrüche
- kalte, feuchte Füße
- sehr kälteempfindlich und infektanfällig, erkälten sich andauernd
- Neigung zu krankhaftem Übergewicht mit starkem Hunger und Verlangen nach Eiern und Süßigkeiten
- Abneigung gegen Milch und Fett, mit saurem Aufstoßen und Erbrechen
- fühlen sich besser bei Verstopfung
- leiden unter nächtlichen Schweißausbrüchen, besonders am Kopf und Nacken
- alle Körperausscheidungen riechen sauer
- bei Polypen

▽ **Verschlimmerung:** durch jede (körperliche und geistige) Anstrengung; durch Kälte und Feuchtigkeit in jeglicher Form

△ **Verbesserung:** im Warmen, bei trockenem Wetter, beim Liegen auf der schmerzhaften Seite (auch Bryonia)

Calcium fluoratum (Calciumfluorid)

- stärkt das Knochen- und Bindegewebe
- strafft das Bindegewebe
- bei Krampfadern im nicht entzündlichen Stadium
- bei Hämorrhoiden, die jucken, bluten und herausragen
- bei Haarausfall und Nagelstörungen
- bei schlechten Zähnen und Zahnzerfall
- bei Gichtknoten in den Gelenken, unterstützend bei allen krankhaften Verhärtungen
- **Verschlimmerung:** nach Ruhe, Feuchtigkeit und Kälte, durch heftige Bewegung
- **Verbesserung:** während Ruhephasen, durch Wärme, durch leichte Bewegung

Calcium phosphoricum (Calciumhydrogenphosphat)

paßt zu: lebhaften, sensiblen, dünnen und zur Blutarmut neigenden Kindern und Erwachsenen, die leicht erschöpft sind; schwacher Skelettbau mit langem Hals; verspätetes Zahnen; bewährtes Kindermittel! siehe auch Seite 84

- bei nur langsam heilenden Knochenbrüchen und Osteoporose
- bei nächtlichen Knochenschmerzen (vor allem während Wachstumsschüben)
- Kopfschmerzen bei Schulkindern und beim Wetterwechsel
- bei Polypen
- bei kalten Händen und Füßen
- Menstruationsschmerzen mit Rückenbeschwerden, vor allem bei jungen Mädchen

→

- saures Aufstoßen, Sodbrennen und Erbrechen; häufige Blähungen
- krampfartige Bauchschmerzen gleich nach dem Essen; Verlangen nach Salzigem und Geräuchertem
- chronischer Durchfall mit Müdigkeit; Durchfall und Verstopfung im Wechsel
- Erschöpfung und Müdigkeit bei Kindern und Jugendlichen nach akuten Viruserkrankungen
- **Verschlimmerung:** bei und durch kaltes und feuchtes Wetter; bei Wetterwechsel; nachts und in der Ruhe
- **Verbesserung:** bei warmem, trockenem Wetter; im Sommer; bei leichter Bewegung an frischer Luft

Cantharis (Spanische Fliege)

- bei stark brennenden Schmerzen
  - **Verschlimmerung:** durch Getränke, vor allem Kaffee
- Blasenentzündung mit schneidenden Schmerzen, vor, während und nach dem Urinieren; andauernder Drang zur Toilette; der Urin geht aber nur tröpfchenweise ab
- Urin brennt wie Feuer, ist rotbraun; häufig mit Blutbeimengungen
- bei Verbrennungen und Verbrühungen bevor sich Blasen bilden; besonders charakteristisch, wenn nach Verbrennungen und Verbrühungen (vor allem des Mund- und Rachenraumes) auch beim Urinieren Schmerzen auftreten
- es kann Ekel vor Essen, Trinken und Rauchen bestehen
- bei Sonnenbrand
- Harndrang
  - **Verschlimmerung:** durch Stehen oder Gehen

- **Verbesserung:** durch Ruhe
- **Verschlimmerung:** durch Trinken, vor allem von Kaffee; durch Berührung oder Annäherung
- → **bewährt bei:** Harnwegsinfekten, Verbrennungen und Verbrühungen

Carbo vegetabilis (Holzkohle)

paßt zu: schwerfälligen, dicken, gemütlichen, alten Menschen und chronisch Kranken; bewährt auch bei Lebensmittel- oder Gasvergiftungen

- alle Symptome sind auf einen Sauerstoffmangel zurückzuführen
- bei träger Verdauung mit Aufblähung des ganzen Bauches (Meteorismus)
- jede Art von zu reichlichem, zu fettem Essen verursacht (übelriechende) Blähungen und Aufstoßen
- Atembeklemmungen mit aufgeblähtem Bauch
- krampfartige Bauchschmerzen mit massivem Blähungsabgang
- Schwindel mit Ohrenklingen und Übelkeit
- Schwäche- und Kollapsgefühl mit blauen Lippen
- Kälteempfindlichkeit mit Frösteln, aber mit starkem Bedürfnis nach frischer Luft
- nach dem Essen oder nach Alkohol roter Kopf
- **Verschlimmerung:** durch Schwerverdauliches (fettes Essen, Butter, Milch, Fleisch); bei feuchtwarmen Wetter; abends und nachts; durch Kälte
- **Verbesserung:** durch frische Luft, durch Aufstoßen

C

Chamomilla (Echte Kamille)

paßt zu: unruhigen, ärgerlichen, jähzornigen und zu Wutausbrüchen neigenden Kranken; sind sehr schmerzempfindlich, auch heiß (Fieber) und durstig; sind nicht zufriedenzustellen; bewährtes Kindermittel!
siehe auch Seite 83

- beim Zahnen und Zahnschmerzen
- bei grünlich, unverdauten Durchfällen, wie „gehackter Spinat"; riechen nach verfaulten Eiern
- bei stechenden Ohrenschmerzen, wobei Hitze und Schwellung die Kranken verrückt machen
- bei krampfartigen Magen- und Bauchschmerzen
  - **Verbesserung:** durch Wärme
- eine Wange ist rot, die andere blaß; schwitzen am Kopf
- bei unerträglichen, anfallartigen Schmerzen
- überempfindlich durch zuviel Kaffee oder Aufputschmittel

Verschlimmerung: durch Ärger, Zorn und Aufregung; durch Kaffee; durch Berührung und Annäherung; Beschwerden können morgens um 9 Uhr und abends zwischen 21 und 24 Uhr am schlimmsten sein

Verbesserung: durch Getragenwerden (bei Kindern)

→ **bewährt bei:** Kindern (Zahnen, Bauchschmerzen, Durchfall, Ohrenschmerzen) und bei Erwachsenen mit Beschwerden durch zuviel Kaffeegenuß (auch Coffea)

Ist der Patient ruhig und sanft, dann hilft Chamomilla (meist) nicht!

Cimicifuga (Wanzenkraut)

paßt zu: meist Frauen, bei denen die genannten körperlichen und psychischen Probleme mit dem Hormonsystem zusammenhängen (Periode, Wechseljahre)

- bei Platzangst, vor allem in öffentlichen Verkehrsmitteln und im Auto mit dem Bedürfnis, ins Freie zu springen
- Kopfschmerzen durch geistige Überanstrengung
  - **Verbesserung:** an der frischen Luft
- Nackenschmerzen mit steifem, verspanntem Nacken und Rücken
- die Wirbelsäule ist sehr druckempfindlich
- rheumatische Gliederschmerzen, wie bei einem Muskelkater
- Menstruationsbeschwerden mit Schmerzen vor der Periode, die oft unregelmäßig und mit Rückenschmerzen verbunden sind
- bei Beschwerden während der Wechseljahre (Klimakterium), mit depressiver Verstimmung und rheumatischen Schmerzen
- bei Depressionen, die mit Angst und Sorgen oder Verwirrung und Verzagtheit einhergehen

Verschlimmerung: durch Kälte und Feuchtigkeit; morgens; vor und während der Periode; während der Bewegung

Verbesserung: durch Wärme und Essen

Coffea (Kaffee)

- sehr nervöse und ruhelose Menschen
- sehr schmerzempfindlich
- bei Folgen von plötzlichen Emotionen; Schock durch Überraschung und freudige Nachrichten →

C

- bei Schlaflosigkeit durch Nervosität; sind voller Ideen, können nicht abschalten
- nervöses Herzklopfen; vor allem durch Überraschung, übermäßige Freude oder Kaffee
- bei Folgen von Kaffeegenuß (auch **Nux vomica**)
- **Verschlimmerung:** durch starke Gefühlsregungen, Kaffee, Aufputschmittel, strenge Gerüche; durch Kälte und nachts
- **Verbesserung:** durch Wärme und wenn man sich hinlegt

Cuprum metallicum (Metallisches Kupfer)

- bei Krämpfen in den Fingern oder Zehen (beginnend)
- bei krampfartigem Husten; Atemnot durch krampfartiges Zusammenschnüren der Brust; eventuell mit Erbrechen
- bei metallischem Mundgeschmack und vermehrter Speichelbildung
- bei Übelkeit und Erbrechen mit krampfartigen Magen- und Bauchschmerzen
- **Verschlimmerung:** nach dem Erbrechen
- **Verbesserung:** durch Trinken von kaltem Wasser

Drosera (Sonnentau)

- bei krampfartigem Husten mit Hustenattacken, die rasch aufeinanderfolgen, eventuell mit Würgereiz, selten mit Erbrechen
- oft aufeinanderfolgende Hustenstöße, die einem den Atem nehmen

- tiefer, rauher Husten
  - **Verschlimmerung:** nach Mitternacht
- Kitzelreiz, der zum Husten zwingt
- mit rauher, tiefer und tonloser Stimme
- bei Kehlkopfentzündung mit trockenem Hals; wobei Sprechen anstrengend und schmerzhaft ist
- **Verschlimmerung:** nach Mitternacht; beim Hinlegen, sobald der Kopf das Kopfkissen berührt; durch Trinken, Reden, Singen und Lachen; durch Wärme und warme Getränke
- **Verbesserung:** durch Aufstehen

Euphrasia (Augentrost)

- **bei Bindehautentzündung eines der ersten und wichtigsten Mittel**
- anfangs meist trockenes Sandgefühl im Auge, dem aber bald heftiger Tränenfluß folgt
- die Augen tränen die ganze Zeit, die Tränen sind scharf und reizen die Augen
- die Schmerzen sind brennend oder drückend
- Gefühl, als wäre Sand in den Augen; ständiges Blinzeln
- sehr lichtempfindlich; vor allem gegen Kunstlicht und am Abend
- später auch eitriges Sekret, das die Augenlider brennen und anschwellen läßt
- milder Fließschnupfen, scharfe, das Auge reizende Tränen **(umgekehrt bei Allium cepa)**
- bei Husten besteht ein eigenartiges Symptom:
  - **Verbesserung:** im Liegen
  - **Verschlimmerung:** im Stehen

→

- **Verschlimmerung:** abends, im Warmen, im Haus, durch grelles Licht
- **Verbesserung:** im Freien
- → **bewährt bei:** Bindehautentzündung, grippaler Infekt und Heuschnupfen mit den oben genannten Symptomen

Ferrum phosphoricum (Phosphorsaures Eisen)

paßt zu: nervösen, empfindlichen, zur Blutarmut (Anämie) neigenden Menschen, die zum Beispiel leicht erröten

- bei allen entzündlichen Erkrankungen im frühen Stadium mit Hitze, Rötung, Schwellung und Schmerz
- bei Blutungen; vor allem Nasenbluten, mit hellrotem Blut
- bei Ohrenschmerzen (nahezu spezifisch bei beginnender Mittelohrentzündung)
- bei beginnendem, trockenem Husten; eventuell mit hellrotem Blut im Auswurf
- bei grippalen Infekten mit mittlerem bis hohem Fieber und weichem, beim Pulsfühlen leicht unterdrückbarem, schnellen Pulsschlag
- **Verschlimmerung:** nachts, durch Berührung, durch Wärme
- **Verbesserung:** durch kalte Auflagen, Ruhe
- → **bewährt bei:** Entzündungen und Infekte ohne deutliche Symptome, Mittelohrentzündung als Anfangsmittel (wenn zum Beispiel Belladonna nicht hilft)

Gelsemium (Falscher Jasmin)

- bei Folgen von Schreck, Angst, Schock; bei Folgen seelischer Erregung, vor allem durch schlechte Nachrichten
- Durchfall, vor allem **nach** einem Examen (bei Argentum nitricum vorher)
- fühlen sich apathisch, benommen, schlapp und energielos
- fehlender Durst (wichtig bei Fieber)
- zittrige Schwäche von Händen und Füßen
- dabei Frostschauer, die den Rücken hinunterlaufen
- große Schläfrigkeit und Erschöpfung – „können die Augenlider kaum noch offenhalten"
- dunkles, rotes, etwas aufgedunsenes Gesicht
- Kopfschmerzen und Migräne mit Sehen von Doppelbildern
  - **Verbesserung:** durch Urinieren
- Nacken- und Kopfschmerzen
- Schwindel mit Nackenschmerzen
- wunde Halsschmerzen, die eventuell zum Ohr ausstrahlen; oft auch Kloßgefühl im Hals
- Fließschnupfen bei einem grippalen Infekt

Verschlimmerung: durch Aufregung, Schreck und Schock; durch Hitze, warme Räume und Sonne; vor Gewitter; durch Rauchen

Verbesserung: an der frischen Luft und durch Urinieren

→ **bewährt bei:** Grippe (vor allem Sommergrippe), Nackenschmerzen und migräneartige Kopfschmerzen und bei oder nach seelischer Aufregung (Examensangst, Lampenfieber ...)

G

Graphites (Reißblei)

paßt zu: verfrorenen, oft dicklichen und dickhäutigen Menschen mit Trägheit im Denken und schlechtem Gedächtnis; haben Probleme, Entscheidungen zu fällen; sind ängstlich und verzagt; weinen leicht bei Musik

- Neigung zu krankhaftem Übergewicht
- bei Verstopfung; fühlen den Stuhl, haben aber kein Bedürfnis, ihn zu lassen
- bei rissigen, spröden, juckenden Hautausschlägen; die nässen und gelbliches, klebriges Sekret absondern können (auch an den Genitalien)
- bei Nagelbettentzündung mit rissiger, spröder Haut
- bei abblätternden, spröden, rissigen, deformierten Nägeln und eingewachsenen Zehnägeln
- beim Gehörgangsekzem mit Schmerzen oder Hautausschlägen hinter und im Ohr
- **Verschlimmerung:** durch Wärme, nachts, während und nach der Periode
- **Verbesserung:** durch Einhüllen zum Beispiel in Decken oder Kleidung

Hamamelis (Zaubernuß)

- bei dunklen Stauungen und Blutungen, die nicht gerinnen wollen
- bei Krampfadern
- bei Hämorrhoiden
- bei lange anhaltendem Nasenbluten
- oft verbunden mit einem Gefühl der Abgeschlagenheit in Armen und Beinen, mit Schmerzen in den Muskeln und Gelenken
- meist wundes Gefühl, wie wenn gequetscht
- **Verschlimmerung:** bei warmer, feuchter Luft

Hepar sulfuris (Kalkschwefelleber)

paßt zu: hellhäutigen, trägen Menschen mit ungesunder Haut; sind oftmals sehr reizbar und sprechen hastig

- extreme Luftzug- und Kälteempfindlichkeit – schon das Entblößen von Händen oder Füßen (zum Beispiel im Bett) verschlechtert alle Symptome; vor allem bei Fieber
- große Berührungsempfindlichkeit der Haut und der erkrankten Stellen, selbst die Kleidung schmerzt
- entzündete Stellen sind extrem schmerzempfindlich (Geschwüre, Furunkel, Abszesse, Akne)
- splitterartige Schmerzen (zum Beispiel bei Halsschmerzen)
- große Neigung zur Eiterbildung
- Körperabsonderungen (**Schweiß**, Sekret, Stuhl) sind **klebrig** und riechen **säuerlich** oder nach altem Käse
- rasselnder Husten mit heiser bis tonloser Stimme durch kalten Wind
- meist sehr reizbar und jähzornig aufgrund von Kleinigkeiten

▽ **Verschlimmerung:** trockene, kalte Winde, kalte Luft, durch den geringsten Luftzug, bei Berührung und Entblößen

△ **Verbesserung:** warmes Einhüllen, Wärme und warme Dampfbäder

→ **bewährt bei:** Nasennebenhöhlenentzündung, Husten, Ohren- und Halsschmerzen; Abszesse, Geschwüre und Hauterkrankungen

H

Hypericum (Johanniskraut)

- wichtigstes Mittel bei allen Nervenverletzungen
- bei Stauchung und Prellung der Wirbelsäule, vor allem bei Steißbeinprellung
- bei geprellten Fingern und Zehen
- bei Phantomschmerzen
- die entlang der Nerven auftretenden Schmerzen sind schießend, ziehend oder schneidend
- **Verschlimmerung:** durch Kälte, Feuchtigkeit, Berührung

Ignatia (Ignatiusbohne)

paßt zu: meist sensiblen, intelligenten, romantischen und zur Hysterie neigenden Menschen; bewährtes Frauenmittel!

- wichtiges Mittel bei Kummer durch unglückliche Liebe; bei stillem Kummer durch den Verlust geliebter Menschen; auch bei Heimweh
- sehr wechselhafte Stimmungen
- neigen zu Lach- und Weinkrämpfen (durch psychische Erregung)
- seufzen und weinen viel, durch Kummer oder Freude
- Kloßgefühl im Hals mit Beklemmung in der Brust
  - **Verbesserung:** durch Essen
- oftmals saures Aufstoßen oder saurer Geschmack
- körperliche und psychische Symptome wechseln sich häufig ab und sind oft sehr widersprüchlich
- mit Krämpfen in Armen oder Beinen

- Kopfschmerzen, wie wenn ein Nagel in den Kopf getrieben würde, oder als ob der Schädel platzen wollte
- Schlaflosigkeit mit viel Gähnen; vor allem durch Sorgen und Kummer
- **Verschlimmerung:** durch Tabakgeruch oder Rauchen, durch Kaffee und Alkohol
- **Verbesserung:** während des Essens

Ipecacuanha (Brechwurzel)

- bei anhaltender Übelkeit und Erbrechen
- die Zunge ist meist rein, der Mund feucht, mit starker Speichelbildung
- Husten mit Übelkeit und Erbrechen
- Husten, der mit jedem Atemzug heftiger wird, eventuell mit Erstickungsgefühl
- Husten mit Engegefühl in der Brust und Atemnot – Kinder können im Gesicht blau anlaufen und steif werden (Notarzt!)
- Husten mit Nasenbluten (auch Ferrum phosphoricum)
- Husten mit Heiserkeit bis zum Stimmverlust
- anfangs trockener Husten, später mit Schleimrasseln – der Schleim läßt sich schwer abhusten
- oft verbunden mit reichlichen, hellroten Blutungen aus Nase, Magen oder Lungen (auch Ferrum phosphoricum)
- **Verschlimmerung:** nachts, im Liegen und beim Einatmen
- → **bewährt bei:** Übelkeit, Erbrechen und Husten

K

Kalium bichromicum (Kaliumbichromat)

- Absonderungen der Schleimhäute (Nase, Bronchien, Mund ...) sind fadenziehend und gelblich
- die Zunge ist meist dick gelb belegt
- bei Schnupfen mit grünlichgelbem, fadenziehendem, eventuell übelriechendem Sekret und wunden, entzündeten Nasenlöchern
- Nase und Nebenhöhlen fühlen sich verstopft an; Kranke können nicht durch die Nase atmen
- Geruchsverlust
- Kopfschmerzen bei oder nach einer Nasennebenhöhlenentzündung und nach einem unterdrückten Schnupfen; Kopfschmerzen treten meist nur an kleinen, pfennigstückgroßen Stellen über den Augen, an der Nasenwurzel oder den Wangenknochen auf
- Migräne, meist nur über einem Auge; vor den Kopfschmerzen meist Sehstörungen – verschwommenes Sehen, aber auch vorübergehende Blindheit
- metallisch klingender, hackender Husten mit gelben Klumpen oder gelbem, fadenziehendem Auswurf
- Übelkeit und Erbrechen nach Alkohol, vor allem Bier

▽ **Verschlimmerung:** durch Bier, morgens und bei heißer, trockener Luft

△ **Verbesserung:** durch Wärme, warmes Kopfdampfbad

→ **bewährt bei:** Nasennebenhöhlenentzündungen, die nicht hochakut auftreten und eher einen chronischen Verlauf nehmen; bei Kopfschmerzen und Migräne, die auf eine Nasennebenhöhlenentzündung zurückzuführen sind

Kalium phosphoricum (Kaliumdihydrogenphosphat)

paßt zu: schlanken, nervenschwachen Menschen, sogenannten „Nervenbündeln" und überarbeiteten Studenten; bewährtes Nervenmittel!

- bei nervöser Erschöpfung
- bei nervösem Magen oder Durchfall
- bei geistiger Überanstrengung und Erschöpfung
- bei geistiger Überanstrengung treten Kopfschmerzen mit Leeregefühl im Bauch auf
  - **Verbesserung:** durch leichte Bewegung
- Schwindel durch geistige Erschöpfung und Schwäche
- Summen und Brummen in den Ohren
- Stimmverlust durch Überanstrengung der Stimmbänder
- der Mund ist morgens meist sehr trocken, oftmals schlechter Mundgeruch mit senfgelber, belegter Zunge

Verschlimmerung: morgens; durch körperliche und vor allem geistige Anstrengung; durch Aufregung; durch laute Geräusche; durch Föhn

Verbesserung: bei Ruhe und durch leichte Bewegung

Lycopodium (Bärlapp)

paßt zu: Menschen, die Gesellschaft lieben, solange es ihnen gut geht, aber alleine sein wollen, wenn es ihnen schlecht geht; leiden plötzlich unter dem Verlust ihres Selbstvertrauens und haben ständig Angst, unter Streß zusammenzubrechen; vermeiden daher neue Situationen; vertragen keinerlei Widerspruch; sind aber zu Tränen gerührt, wenn ihnen gedankt wird

- bei Völlegefühl mit aufgeblähtem Bauch und saurem Aufstoßen; vertragen nichts Enges um den Bauch

→

M

- Heißhunger, häufig auch nachts; aber meist nach wenigen Bissen satt
- starkes Verlangen nach Süßigkeiten
- Abneigung gegen kalte Getränke; bevorzugen warmes Essen und warme Getränke
- Beschwerden treten zuerst auf der rechten Körperhälfte auf und ziehen dann auf die linke Seite
- ein Fuß ist warm, der andere kalt
- Blasen- und Nierenbeschwerden meist verbunden mit Rückenschmerzen, müssen nachts oft auf die Toilette; der Urin kommt meist langsam und teilweise erst nach Preßversuchen
- Urin oft übelriechend und mit rotem Satz
- **Verschlimmerung:** zwischen 16 und 20 Uhr; nach dem Essen, verbunden mit großer Müdigkeit; in warmen, geschlossenen Räumen; durch kalte Luft und kalte Getränke
- **Verbesserung:** an der frischen Luft; bei Bewegung; beim Lockern der Kleidung
- → **bewährt bei:** vorzeitig gealterte Menschen mit Ergrauen und Haarausfall, mit schlechtem Gedächtnis (besonders für Namen), machen Schreibfehler; in der Vorgeschichte häufig Nierenbeschwerden, erhöhte Harnsäurewerte, Gicht; viele Altersflecken

Magnesium phosphoricum (phosphorsaure Magnesia)

paßt zu: vor allem erschöpften, müden, mageren Patienten und alten Menschen; wichtiges Mittel bei Krämpfen und Nervenschmerzen

- bei Bauchkrämpfen und starken Blähungen (Blähungskolik)

- bei krampfartigen Menstruationsbeschwerden
- die entlang den Nerven auftretenden Schmerzen sind anfallartig, bohrend oder schießend
- Schreibkrämpfe
- **Verschlimmerung:** nachts; durch Kälte und Luftzug
- **Verbesserung:** durch Wärme und warme Auflagen; durch Zusammenkrümmen und durch Druck

Ein Magnesiummangel macht sich oftmals durch nächtliche Waden- oder Zehenkrämpfe, vor allem nach körperlicher Anstrengung bemerkbar! Ein solcher Mangel kann nicht mit homöopathischen Mitteln behoben werden.

Mercurius solubilis (Quecksilber nach Hahnemann)

paßt zu: äußerst verschlossenen, kontaktscheuen und mißtrauischen Menschen, die langsam antworten

- starke Speichelbildung, vor allem nachts
- übler Mundgeruch und metallischer Mundgeschmack
- die geschwollene Zunge ist feucht und meist dick gelblich belegt mit Zahneindrücken am Zungenrand
- starker Durst, obwohl der Mund feucht ist
- Geschwüre und Aphten auf der Zunge oder in Mund und Rachen
- Neigung zu schlecht heilenden, eitrigen und stinkenden Geschwüren
- bei vor allem nächtlichen Zahnwurzelschmerzen
- bei Zittern der Hände

→

N

- grünliche, schleimige und blutgestreifte Absonderungen (Ohr, Rachen, Nase, Darm)
- die Haut ist meist ölig-feucht mit Neigung zu übelriechenden Schweißen, die schwächen
- **Verschlimmerung:** durch Schwitzen; nachts; im warmen Bett oder Raum; weder Wärme noch Kälte werden vertragen
- → **bewährt bei:** Mundgeschwüren, Zahnwurzelschmerzen und immer wiederkehrende Ohr- und Mandelentzündungen, wenn oben genannte Symptome vorhanden sind

Natrium muriaticum (Natriumchlorid)

paßt zu: Menschen, die schon lange unter einem Kummer leiden, aufgrund dessen dann körperliche Beschwerden auftreten

- bei Folgen von Kummer, Trauer und Enttäuschungen, mit Abneigung gegen Mitleid und Fürsorge
- bei depressiver Verstimmung; ziehen sich zurück, sind verschlossen, grübeln über Vergangenes
- wollen alleine sein, um zu weinen, oder brechen plötzlich in Tränen aus
- wenn sie sich ignoriert glauben, können sie sehr reizbar und nachtragend werden
- Verlangen nach Salzigem mit Abneigung gegen Fett und Brot
- meist hungrig; der Durst kann unstillbar sein
- bei Fließschnupfen mit tropfender Nase und heftigen Niesanfällen
- bei Erkältung mit Schnupfen, rissigen Mundwinkeln und Fieberbläschen

- fühlen sich morgens im Bett erschöpft und schwach
- Migräne mit Sehstörungen (Blitze oder Zickzacklinien); in der Zeit von Sonnenaufgang bis Sonnenuntergang
- unregelmäßige Periode mit Schmerzen; oft verbunden mit Rückenschmerzen
- bei Hautausschlägen und Akne; vor allem am Haaransatz und in den Gelenkbeugen; bei fettigem Haar und Haut; bewährt bei Sonnenallergie
- bei Rückenschmerzen
  - **Verbesserung:** beim Liegen auf einer harten Unterlage

Verschlimmerung: morgens und vormittags; durch Geräusche, Licht, Sonne und Hitze; am Meer; durch Streß

Verbesserung: an der frischen Luft; durch Liegen auf einer harten Unterlage; durch Waschungen mit kaltem Wasser

Nux vomica (Brechnuß)

paßt zu: meist dünnen, aktiven und nervösen Menschen mit vorwiegend sitzender Lebensweise und beruflicher Überlastung. Dadurch kommt es leicht zum Mißbrauch von Nikotin und Kaffee. Sie lieben reichliche, schwere Mahlzeiten und Alkohol. Die Folgen sind Magen- und Kopfschmerzen mit Neigung, zuviel Tabletten einzunehmen. Sie werden somit durch ein überlastetes Nervensystem zu irritierten, überempfindlichen und leicht gereizten Menschen.

- nervöses bis aggressives, cholerisches Verhalten
- ein bis drei Stunden nach dem Essen Magenbeschwerden mit Sodbrennen und Aufstoßen; Gefühl, als läge ein Stein im Magen
- Verdauungsbeschwerden nach zu reichlichem, schwerem Essen; nach verdorbener Nahrung; →

nach zu viel Alkohol, Kaffee und Nikotin; nach Arzneimittelmißbrauch

- Übelkeit und Würgen, ohne richtig erbrechen zu können
- krampfartige Verstopfung mit vergeblichem Stuhldrang
- katerartige Kopfschmerzen
  - **Verschlimmerung:** morgens
- bei Folgen von Arzneimittelmißbrauch
- Überempfindlichkeit aller Sinnesorgane
- frieren und erkälten sich leicht durch Kälte und Luftzug
- Schlafstörungen

Verschlimmerung: morgens; nach geistiger Anstrengung; durch Alkohol, Kaffee und Nikotin; durch Ärger, Zorn und Aufregung; durch Geräusche und grelles Licht; durch Kälte und Luftzug

Verbesserung: abends; in der Ruhe; durch Wärme und warme Anwendungen

→ **bewährt bei:** Beschwerden durch verdorbene, oder zu schwere Nahrung; Beschwerden durch Kaffee, Alkohol, Tabak und Medikamentenmißbrauch

Phosphorus (Gelber Phosphor)

paßt zu: offenen, kontaktfreudigen, herzlichen und hilfsbereiten Menschen; sind oft groß und schlank gebaut mit feinem, hellem bis rötlichem Haar, feiner Haut und leichtem, grazilem Äußeren; wachsen als Jugendliche oft sehr rasch

- Angst vor dem Alleinsein
- Angst vor der Dunkelheit, vor Gewitter, vor Geistern
- sind schnell erschöpft; erholen sich aber auch leicht (zum Beispiel nach kurzem Schlaf)

- großer Durst auf kalte Getränke
- bekommen leicht blaue Flecken und bluten leicht
- stark brennende Schmerzen bei Reizungen und Entzündungen (auch Arsenicum album)
- Sodbrennen
- Erbrechen von Essen und Trinken, sobald es im Magen ist (auch Arsenicum album)
- rauhe Stimme bis Stimmlosigkeit und Schmerzen beim Reden (Kehlkopfentzündung)
- bei hartem, trockenem Husten
  - **Verschlimmerung:** durch Reden, kalte Luft und beim Übergang vom Kalten ins Warme; (bei Husten mit blutgestreiftem Auswurf oder bei beginnender Lungenentzündung **suchen Sie Ihren Arzt auf!**)
- können nicht auf der linken Seite liegen

Verschlimmerung: nach warmem Essen oder Trinken; abends; bei Gewitter; beim Liegen auf der linken Seite

Verbesserung: an der frischen Luft; durch kaltes Essen und Trinken; nach dem Schlaf; nach dem Essen

→ **bewährt bei:** Husten, Heiserkeit, Kehlkopfentzündung, Sodbrennen und Erbrechen

Pulsatilla (Wiesenküchenschelle)

paßt zu: meist sanften, nachgiebigen und unentschlossenen Menschen; sind häufig blauäugig und blond; sind oftmals, besonders wenn erkrankt, widersprüchlich, launisch und weinerlich; können schlecht alleine sein und suchen deshalb nach Gesellschaft, Sympathie und Trost; vertragen fettes Essen schlecht; bewährtes Frauenmittel!

→

- Verlangen nach frischer Luft, obwohl ihnen leicht kalt ist und es sie leicht fröstelt
- trotz trockenem Mund kein Durst
- Schleimhautabsonderungen (Nase, Ohr, Bronchien ...) sind dick, grünlichgelb und milde
- bei Beschwerden, nachdem man naß oder feucht geworden ist
- Verdauungsbeschwerden; vor allem nach zu fettem, schwerem Essen oder nach Eis
- bei wandernden und wechselhaften Beschwerden (mal hier, mal dort – mal körperlich, mal psychisch)

▽ **Verschlimmerung:** durch Hitze, Wärme und in der Ruhe; nach fettem, schwerem Essen und Eis

△ **Verbesserung:** bei leichter Bewegung; an der frischen Luft; durch kalte Auflagen

→ **bewährt bei:** Verdauungsstörungen; alle Störungen des Hormonsystems, wie Menstruations- oder Wechseljahrbeschwerden; alle Erkrankungen durch Naß- oder Feuchtwerden, wie Blasenbeschwerden, Schnupfen, Husten oder rheumatischen Beschwerden

Rhus toxicodendron (Giftsumach)

wichtiges Mittel bei Beschwerden des Bewegungsapparates

- bei Folgen von Zerrungen, Verrenkungen und Überanstrengungen
- bei Gelenkschmerzen mit Steifheit
- charakteristisch bei den Beschwerden des Bewegungsapparates ist die anfängliche Verschlimmerung bei Bewegung, die sich aber bei fortlaufender, leichter Bewegung bessert

- bei Beschwerden durch Nässe, Kälte und Luftzug, vor allem wenn man vorher geschwitzt hat
- bei grippalen Infekten mit Gliederschmerzen
- bei juckenden Hautausschlägen mit Bläschenbildung
- bei großer, innerer und äußerlicher Unruhe durch die Schmerzen
- eventuell großer Durst mit Verlangen nach Milch
- die Zunge ist häufig dunkelbraun belegt, die Zungenspitze aber rot
- **Verschlimmerung:** durch Nässe, Kälte und Luftzug; in der Ruhe; nachts im Bett; im Sitzen; im Liegen auf der schmerzhaften Seite; bei anfänglicher Bewegung
- **Verbesserung:** bei warmem Wetter, durch Wärme und warme Auflagen; durch fortlaufende, leichte Bewegung

→ **bewährt bei:** Verrenkungen, Zerrungen, Überdehnungen, Hexenschuß und Ischias;
bei rheumatischen Gelenkbeschwerden und
bei Schmerzen durch akute oder chronische Gelenkentzündung

Ruta (Weinraute)

- bei Prellungen und Verletzungen der Knochen
- bei Verrenkungen und Verstauchungen mit anschließender Lahmheit (im Wechsel mit Arnica); bei Überanstrengung des Handgelenks
- bei Sehnenschmerzen (zum Beispiel Achillessehne), Sehnenzerrung (zum Beispiel Tennisarm), Sehnenscheidenentzündung und Überbein (im Wechsel mit Rhus toxicodendron)

→

S

- bei Rheuma der Muskeln und Sehnen
- bei Überanstrengung der Augen (zum Beispiel durch Arbeit am Computer, durch zu viel Lesen); mit Kopfschmerzen, roten, brennenden Augen und Nackenverspannungen
- **Verschlimmerung:** im Liegen; durch feuchtes Wetter und Kälte
- → **bewährt bei:** Knochenprellungen, Muskel- und Sehnenerkrankungen und Überanstrengung der Augen

Sepia (Tintenfisch)

paßt zu: meist braun- bis dunkelhaarigen Menschen mit braunem, leicht gelblichem Teint und gelblichbraunen Flecken (vor allem auf der Nase und im Gesicht); haben oftmals kalte Hände und Füße und frieren leicht; haben eventuell das Verlangen nach Ruhe und Einsamkeit mit Abneigung gegen Beruf, Familie und Sex; sind reizbar bis depressiv und fühlen sich leicht angegriffen; bewährtes Frauenmittel!

- bei Bänderschwäche und Senkungsgefühl der inneren Organe
- Gefühl, die Gebärmutter drängt nach unten, mit dem Bedürfnis sich zu setzen und die Beine übereinanderzuschlagen
- Senkungsgefühl der Blase, können den Urin nicht halten
- Senkungsgefühl der Verdauungsorgane, vor allem nach dem Essen
- Leeregefühl im Magen, selbst nach dem Essen, werden nicht satt
- Verlangen nach Saurem
- Beschwerdenkomplex der Wechseljahre mit Hitzewallungen und Schweißausbrüchen

- Verstopfung mit Kugelgefühl im Mastdarm
- Menstruationsbeschwerden und Schmerzen beim Geschlechtsverkehr
- bei juckenden, trockenen oder bläschenartigen Hautausschlägen, die entweder ringförmig angeordnet oder in den Gelenkbeugen (zum Beispiel von Ellenbogen und Knie) auftreten

Verschlimmerung: vormittags und abends; auf der linken Seite; durch Kälte und Nässe; vor einem Gewitter

Verbesserung: durch Sport und Tanzen; in der Bettwärme und durch warme Auflagen

→ **bewährt bei:** Beschwerden während der Menstruation und der Wechseljahre; Bänderschwäche; Senkung der inneren Organe und bei Hautausschlägen

Silicea (Kieselsäure)

paßt zu: sehr verfrorenen Menschen mit kalten Händen und Füßen, die meist an einem Mangel an Lebenswärme und unter einem schwachen Rücken leiden; sind oft sehr nachgiebig und unentschlossen in ihrem Wesen; aus Angst vor Mißerfolg übernehmen sie ungern Verantwortung; sind sehr gewissenhaft; geistige Arbeit erschöpft sie sowohl körperlich als auch psychisch; können sehr reizbar werden

- Angst vor spitzen Gegenständen und Nadeln
- bei kaltem Schweiß am Kopf und an den Füßen
- bei Kopfschmerzen, die im Nacken beginnen und zu den Augen ziehen (**auch Gelsemium**)
- bei häufigen Eiterungen (Abszesse, Furunkel, Akne, Fisteln ...)

→

S

- bei Stockschnupfen mit Geruchsverlust und trockenen Krusten in der Nase, die bluten, wenn sie gelöst werden
- bei Nagelstörungen (spröde, verformt, rissig ...) mit **weißen Punkten**
- bei Verstopfung, mit dem Gefühl, der Stuhl schlüpft wieder zurück; oftmals vor und während der Periode; oft treten Schmerzen beim Stuhlgang auf
- bei rissiger, leicht eiternder und entzündlicher Haut (Risse am After, Nagelbettentzündung, entzündete Brustwarzen beim Stillen)

▽ **Verschlimmerung:** durch Kälte und kaltes Wetter; durch Unbedecktsein, während der Periode

△ **Verbesserung:** durch warmes Einhüllen; durch Wärme und bei feuchtwarmem Wetter oder durch Dampfbäder

→ **bewährt bei:** sich langsam entwickelnde Eiterungen, Nagelstörungen, Kopfschmerzen, Nasennebenhöhlenentzündungen, bei Verstopfung

Sulfur (Schwefelblüte)

paßt zu: Menschen mit unreiner, trockener Haut, sprödem Haar, ungepflegtem Äußerem und keinem großen Bedürfnis, sich zu waschen; trotz normalerweise gutem Appetit sind sie häufig mager und schwächlich; längeres Stehen ist für sie unerträglich; sie stecken oftmals voller Ideen und sind dann tatkräftig und geschäftig, können dann aber plötzlich Abneigung gegen Beruf und Geschäft entwickeln und werden faul und melancholisch; sind oft sehr selbstsüchtig und reizbar, aber auch depressiv

- bei juckender, heißer und/oder brennender Haut mit und ohne Ausschlag

- bei trockenen, schuppigen, brennenden und juckenden Hautausschlägen
  - **Verschlimmerung:** durch Kratzen, Waschen, Baden und Bettwärme
- Hautjucken, wobei Kratzen anfangs angenehm ist; danach beginnt aber die Haut zu brennen; kratzen sich oftmals blutig
- alle Körperöffnungen sind rot (Mund, Nase, After ...)
- strecken die heißen Füße nachts aus der Bettdecke oder decken sich ganz auf
- fühlen sich am Vormittag gegen 11 Uhr plötzlich schwach und müssen unbedingt etwas essen
- alle Körperausscheidungen (Mund, Schweiß, Stuhl) haben einen unangenehmen Geruch (zum Beispiel heiße Schweißfüße)
- katzenartiger Schlaf, wachen häufig auf; werden durch das geringste Geräusch geweckt; schlaflos zwischen zwei und fünf Uhr morgens
- Durchfall treibt sie morgens aus dem Bett **oder**
- Verstopfung mit großem, schmerzhaftem Stuhl
- Verlangen nach Süßem und Unverträglichkeit von Milch

Verschlimmerung: durch Wärme, vor allem Bettwärme; langes Stehen; am Vormittag und abends; durch Baden und Waschen

Verbesserung: an der frischen Luft

→ **bewährt bei:** Hautausschlägen, Akne, Hämorrhoiden, Durchfall, Verstopfung und Schlafstörungen

→ **besonders bewährt bei:** unterdrückte oder verschleppte Krankheiten, beziehungsweise wenn sorgfältig gewählte Mittel nicht helfen

→

T

- **Warnung:** Sulfur kann als Erstreaktion auch Hautausschläge hervorrufen, beziehungsweise verschlechtern! Daher ist eine vorsichtige, einschleichende Dosierung empfehlenswert: Man beginnt mit einem Globuli, einem Tropfen oder einer Vierteltablette. Falls keine Erstreaktion auftritt langsame, tägliche Steigerung bis zur Normaldosis.

Symphytum (Beinwurz)

- unterstützt die Heilung von Knochenbrüchen und lindert die Schmerzen (**mit Arnica im Wechsel**)
- bei Verletzung der Sehnen, Bänder und der Knochenhaut
- bei Prellungen und Verletzungen des äußeren Auges
- bei Gesichtsverletzungen

→ **bewährt bei:** Knochenbrüchen, umgeknickten Knöcheln und beim blauen Auge

Thuja occidentalis (Abendländischer Lebensbaum)

Ein großes Mittel mit vielen Einsatzmöglichkeiten und Symptomen, die aber vorwiegend chronischer Natur sind. Alle Leitsymptome können in diesem Ratgeber nicht aufgeführt werden. Somit werden hier nur einige bewährte Einsatzmöglichkeiten erwähnt:

- bei Warzen
- bei weichen, abblätternden Nägeln mit Dellen
- bei Folgen nach Impfungen (zum Beispiel Fieber, grippaler Infekt, Lymphknotenschwellungen, Appetitlosigkeit)
- bei Polypen

Spezifika

Diese speziellen Mittel haben sich allgemein bei einzelnen Erkrankungen bewährt und können einzeln oder zusätzlich zu anderen Mitteln eingenommen werden.

Cardiospermum D2 (Tropfen, Globuli, Tabletten oder Salbe)

→ **bewährt bei:** entzündliche und allergische Hauterkrankungen, Nesselsucht, Ekzeme, Hautjucken, Arznei- und Waschmittelhautausschläge; bei Insektenstichen; bei Verbrennungen ersten Grades; bei Gelenkentzündungen (Arthritis) und rheumatischen Erkrankungen; man spricht ihm eine kortisonähnliche Wirkung zu

Echinacea D1 (Tropfen, Globuli oder Tabletten)

→ **bewährt bei:** alle entzündlichen und fieberhaften Prozessen. Stärkt das Immunsystem; scheint eine antibakterielle Wirkung zu haben

- Dosierung: alle ein bis drei Stunden ein bis vier Tabletten beziehungsweise fünf bis zwanzig Tropfen oder Globuli; nehmen Sie Echinacea nicht länger als 6 Wochen ein

Galphimia D4 (Tropfen, Globuli oder Tabletten)

→ **bewährt bei:** Heuschnupfen. Es wird eine desensibilisierende, antiallergische Wirkung des Mittels angenommen

Luffa

besitzt eine starke Wirkung auf die Nasenschleimhäute. Dabei haben verschiedene Potenzen unterschiedliche Wirkungen:

Luffa D4 (Tropfen, Globuli oder Tabletten)
fördert den Sekretfluß

→ **bewährt bei:** chronischer Schnupfen und trockene Nasenschleimhäute, eventuell mit Borkenbildung, Trockenheitsgefühl; trockene Luft wird als unangenehm empfunden

○ **Verbesserung:** durch feuchte Luft

Luffa D6 (Tropfen, Globuli oder Tabletten)
reguliert den Sekretfluß

→ **bewährt bei:** Stockschnupfen; verstopfte Nase mit dickem, schleimigem Sekret und Nasennebenhöhlenentzündung

Luffa D12 (Tropfen, Globuli oder Tabletten)
vermindert den Sekretfluß

→ **bewährt bei:** Fließschnupfen mit dünnflüssigem Sekret und Heuschnupfen

Allgemeine Symptome sind: Kopfschmerzen, von der Stirn zum Nacken ziehend; Müdigkeit; Durst

Okoubaka D2 (Tropfen, Globuli oder Tabletten)

→ **bewährt bei:** Verdauungsstörungen mit Durchfall, Schmerzen, Übelkeit und Erbrechen durch verdorbene Nahrung und nach oder bei Infekten aller Art; als Prophylaxe bei (Tropen-)Reisen, wenn die Nahrung und das fremde Klima schlecht vertragen werden (Dosierung: die halbe Normaldosierung siehe Seite 7)

Fachausdrücke lateinisch/deutsch

Adipositas Fettsucht, krankhafte
Akne mit Pustelbildung einhergehende Entzündung der Talgdrüsen
Anämie Blutarmut
Angina Mandelentzündung
Aphonie Stimmlosigkeit
Arthritis Gelenkentzündung
Arthrose Gelenkerkrankung, degenerativ
atonisch ohne Spannung, erschlafft
Bronchitis Entzündung der Luftröhren
Cholangitis Entzündung der Gallenwege
Cholezystitis Entzündung der Gallenblase
Depression Schwermut
Diarrhoe Durchfall
Distorsion Verstauchung, Zerrungen
Dysmenorrhoe schmerzhafte Periode
Dyspepsie Beschwerden im Oberbauch, z. B. Sodbrennen, saures Aufstoßen
Ekzem juckender Hautausschlag
Epistaxis Nasenbluten
Flatulenz Blähungsabgang
Herpes durch Viren bedingter, meist bläschenartiger Hautausschlag
Herpes zoster Gürtelrose
Hyperazidität Übersäuerung zum Beispiel des Magensaftes
Insomnia Schlaflosigkeit
Klaustrophobie Platzangst
Klimakterium, Menopause Wechseljahre
Kolik heftige krampfartige Leibschmerzen
Konjunktivits Bindehautentzündung der Augen
Laryngitis Kehlkopfentzündung
Lumbago Hexenschuß
Luxation Verrenkung
Meteorismus Blähungen
Obstipation Verstopfung
Otalgie Ohrenschmerzen
Otitis media Mittelohrentzündung
Panaritium Entzündung an den Fingern, zum Beispiel Nagelbettentzündung
Pharyngitis Halsschmerzen, Entzündung des Rachens
Phobien krankhafte Ängste
PMS = Prämenstruelles Syndrom Beschwerden vor der Periode
Psoriasis Schuppenflechte
Rhinitis Schnupfen
Rhinitis allergica allergiebedingter Schnupfen
Sinusitis Nasennebenhöhlenentzündung
Tonsillitis Mandelentzündung
Urticaria Nesselsucht
Varizen Krampfadern
Vertigo Schwindel
Vomitus Erbrechen
Zystitis Blasenentzündung

Beschwerdenregister

Sachregister